汉竹编著·健康爱家系列

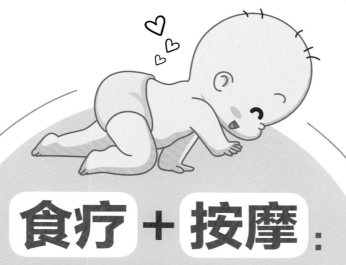

食疗＋按摩：
养好宝宝
脾肺肾

周义山 主编

手机微信扫码
听周大夫讲育儿

江苏凤凰科学技术出版社
全国百佳图书出版单位
·南京·

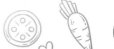
U0345314

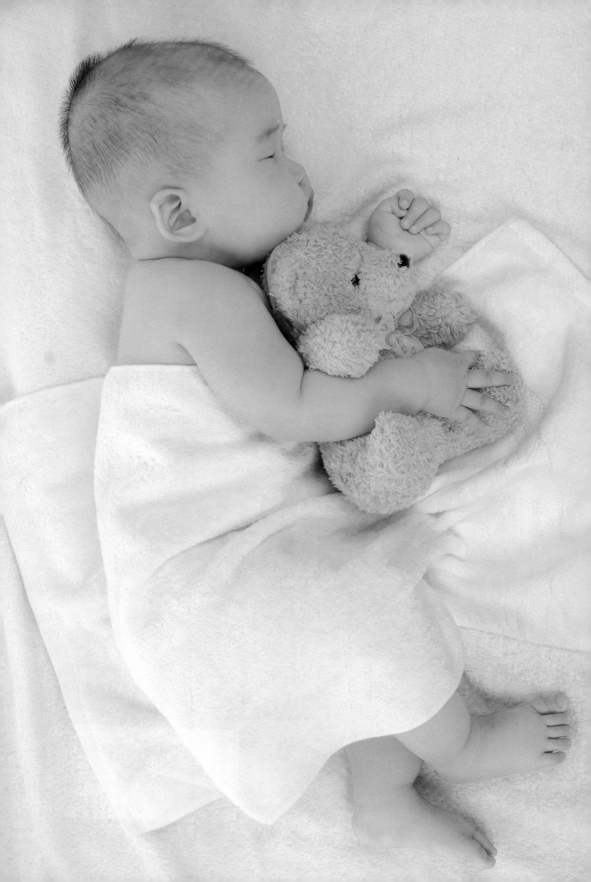

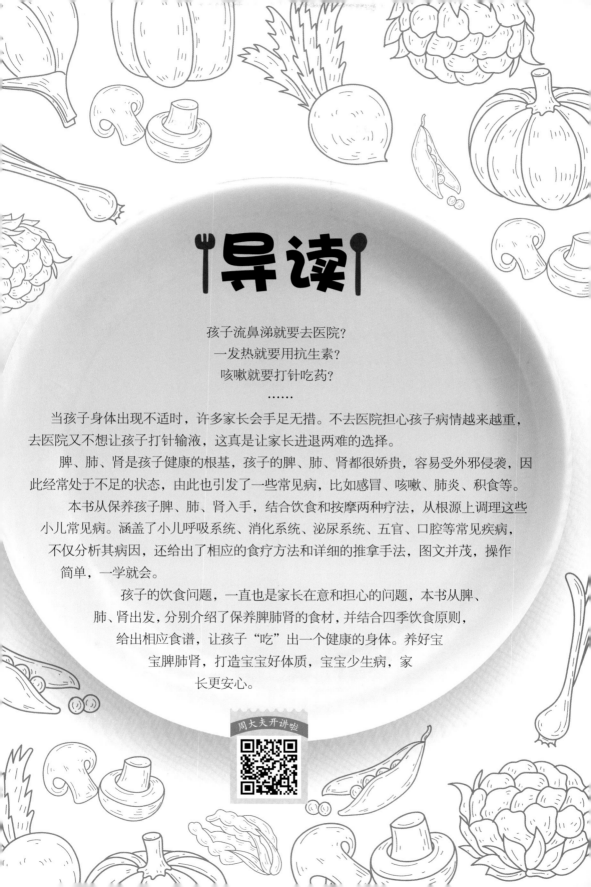

导读

孩子流鼻涕就要去医院？
一发热就要用抗生素？
咳嗽就要打针吃药？
……

当孩子身体出现不适时，许多家长会手足无措。不去医院担心孩子病情越来越重，去医院又不想让孩子打针输液，这真是让家长进退两难的选择。

脾、肺、肾是孩子健康的根基，孩子的脾、肺、肾都很娇贵，容易受外邪侵袭，因此经常处于不足的状态，由此也引发了一些常见病，比如感冒、咳嗽、肺炎、积食等。

本书从保养孩子脾、肺、肾入手，结合饮食和按摩两种疗法，从根源上调理这些小儿常见病。涵盖了小儿呼吸系统、消化系统、泌尿系统、五官、口腔等常见疾病，不仅分析其病因，还给出了相应的食疗方法和详细的推拿手法，图文并茂，操作简单，一学就会。

孩子的饮食问题，一直也是家长在意和担心的问题，本书从脾、肺、肾出发，分别介绍了保养脾肺肾的食材，并结合四季饮食原则，给出相应食谱，让孩子"吃"出一个健康的身体。养好宝宝脾肺肾，打造宝宝好体质，宝宝少生病，家长更安心。

周大夫开讲啦

平和质，宝宝最健康

特征： 这类孩子食欲正常，身体自我调节能力强，进食寒、热食物时，体内阴阳能自行调和，不会出现明显不适。体形匀称健壮，面色、肤色润泽，目光有神，精力充沛，睡眠、食欲良好，大小便正常，平时患病较少。

饮食调养： 饮食应有节制，不要过饥、过饱，不吃过冷、过热食物，粗粮、细粮要合理搭配，少食油腻及辛辣之物。

气虚质，宝宝易疲乏

特征： 这类孩子在日常生活中没有精神，肌肉松软，安静少动，讲话声音低弱，出汗多，活动后易累、易感冒，面色苍白或萎黄，大便溏软或夹有不消化的食物残渣。舌淡胖，边有齿痕，苔薄白。

饮食表现： 食欲不佳，食量偏少，偏食、挑食，自我调节能力差，饮食量稍多即觉腹部不适，喜食甜食、咸食。

饮食调养： 多食鸡肉、白扁豆、香菇、山药、百合、红枣等补气食物，少食耗气食物，如空心菜、生萝卜等。

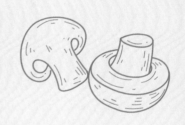

阳虚质，宝宝不健壮

特征： 这类孩子肌肉不健壮，常手脚发凉，胃脘部、背部或腰膝部怕冷，口唇淡白，嗜睡，大便稀溏，小便颜色清而量多，夜尿次数较多。舌淡胖，苔白，边有齿痕。

饮食表现： 吃凉的食物或喝冷饮会感到不舒服，进食过程中容易产生腹痛。

饮食调养： 宜进食性质温热的食物，如羊肉、牛肉、桂圆、红枣等，少吃绿豆、苦瓜、螃蟹、鸭肉等凉性食物。

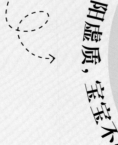

阴虚质，宝宝易口干咽燥

特征： 这类孩子体形多瘦长，手脚心发热，面颊潮红，眼干，口干，皮肤干燥，大便干结，性情急躁，易发脾气，入睡难，睡觉易惊醒，夜间啼哭，怕热，睡着时容易踢被子，舌质偏红，苔少或剥落。

饮食表现： 喜饮水，爱吃粥食，不愿吃干燥硬物。

饮食调养： 可多食百合、鸭肉、银耳、玉竹、石斛、绿豆、冬瓜、荸荠等甘凉滋润之品，少食羊肉、辣椒等温燥之品，不吃煎炸食品。

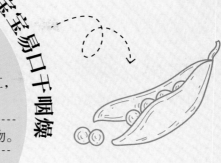

痰湿质，宝宝身体易肥胖

特征： 这类孩子体形肥胖，汗多黏腻，肢体酸困沉重，嘴里常有黏黏的或甜腻的感觉，喉中老有痰，大便溏薄或泄泻，小便浑浊、量少或正常。舌淡胖，边有齿痕，苔白腻。

饮食表现： 食欲差，食量不多，平素嗜食肥甘及口味重的食物。

饮食调养： 饮食以清淡为主，多食薏米、白扁豆、冬瓜、白萝卜等祛湿食物，控制甜、黏、油腻食物的摄入，如肥肉、点心、蛋糕、奶油、巧克力等。

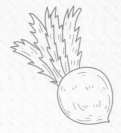

湿热质，宝宝性多躁

特征： 这类孩子面部和鼻尖总是油光发亮，脸上、身上容易长痘痘，皮肤瘙痒，性情急躁，容易发怒，口臭或嘴里有异味，大便黏滞不爽，尿色发黄。舌质红，舌苔黄腻。

饮食表现： 平素喜食肥腻、辛辣、煎炒等食品，进食燥热食物后，易出现不适。

饮食调养： 饮食以清淡为原则，多食绿豆、冬瓜、莲藕、荸荠等甘寒、甘平食物，少食羊肉、韭菜、辣椒等辛温助热食物。

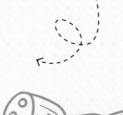
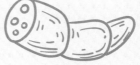

目录

第一章　若要小儿安，养好脾肺肾是关键

第二章　饮食调理：用食物滋养孩子脾肺肾

第三章　小儿推拿，妈妈养护孩子的好帮手

第四章　小儿常见病调理方法

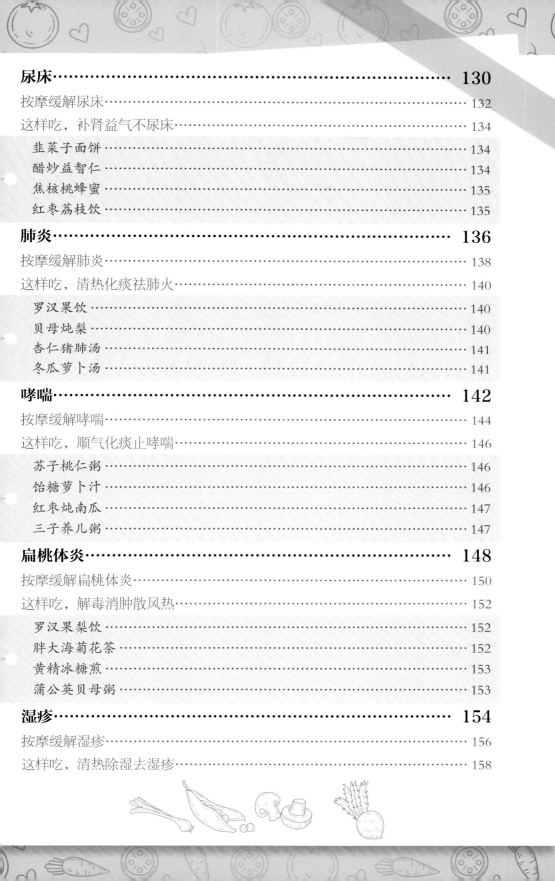

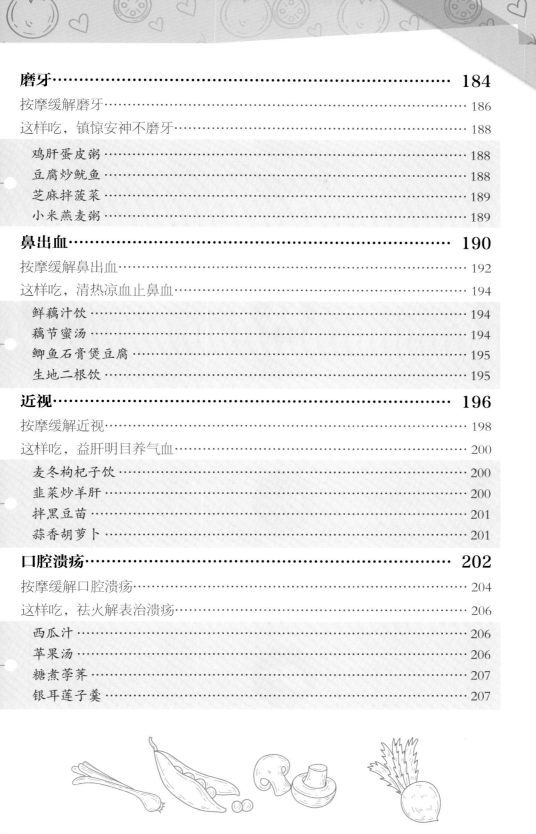

健脾

脾

脾是孩子的后天之本，孩子成长发育所需要的营养全依赖于脾。

养肾 润肺

肾

肾中所藏精气是人体生命活动的原始动力。

肺

肺治理、调节全身气、血、津液以及五脏六腑。

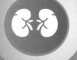 护肝

肝

肝主藏血，有贮藏和调节血液的功能。

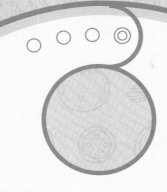

第一章
若要小儿安，养好脾肺肾是关键

说起育儿，中医经常提到的是"稚脾""嫩肺""娇肾"，也就是说孩子的脾肺肾都比较娇弱，需要很好地养护。

脾是孩子的后天之本，孩子成长发育所需要的营养全依赖于脾；肺是孩子身体的"第一道防线"，皮毛、口、鼻都与肺相通；肾作为先天之本，决定了孩子身体是否结实、头脑是否聪明等。护好脾肺肾，是孩子一生健康的根基。

脾肺肾是孩子健康的根基

我们知道，身体先天充足需要靠父母的给予，一出生就已经无法改变了；而后天养护有赖于各脏腑器官对营养物质的吸收、运输和代谢。孩子生长发育好不好、体质强不强、能不能长高个，都和脾、肺、肾密切相关。

脾为孩子后天之本

脾为后天之本，脾功能的好坏影响孩子一生的健康。中医说"脾主运化"，通常表现在运化水谷精微和运化水湿两个方面。

水谷精微是指食物中的营养物质。孩子吃的食物，经过消化、吸收，再运输到全身。如果脾功能好，孩子就会吃饭香，消化好，身体也壮实。相反，如果脾功能不佳，无论摄入多少有营养的食物，孩子仍然会身体虚弱。

运化水湿指的是脾参与水液代谢。如果脾虚，水湿运化功能失常，孩子就会患许多病症，比如水湿停滞在肺，孩子就会咳喘；水湿停在肠道，孩子就会腹泻。水湿运化功能失常甚至会影响孩子的生长发育。

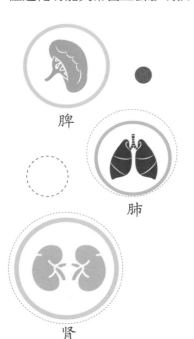

脾

肺

肾

脾主统血，孩子气血充沛长得高

脾主统血，指的是脾有摄血、生血的作用。一方面，脾能够统摄和控制血液在血管中正常运行；另一方面，脾能够化生血液，也就是将食物中的营养物质转化为血液。如果孩子脾虚，可能会血虚，血虚容易导致孩子身体、智力发育缓慢。

脾气充沛，脾功能良好，营养来源就充足，孩子就会长得肌肉结实，身体壮。

肺主一身之气

中医认为肺主气，司呼吸。肺是气体出入、清浊交换的主要场所，有吐故纳新的作用。肺所负责的气体交换，是一切生命活动的基础，对孩子生长发育有重要意义。

肺主皮毛，抵御外邪

皮毛指一身之表，包括皮肤、毛孔、毛发等，是抵抗外邪的屏障。肺气充足的孩子，肌肤润泽，肌表固密，毛孔开合正常，体温调节能力强，抵抗外邪的能力强，不易生病。肺虚的孩子，不仅易被外邪侵犯而时常生病，还会表现为头发干枯、皮肤干燥等。

肾好的孩子体格壮

中医常说"小儿为纯阳之体"，就是说孩子肾精充足，不容易被外邪侵扰。精分为先天之精和后天之精。先天之精是从父母那里遗传来的，它有促进生长和繁殖后代的能力；后天之精来源于水谷精微，即靠脾胃化生的营养物质所得，具有滋养脏腑的作用。先天之精和后天之精相互依存，相互为用。

肾主水，是人体的"过滤器"

肾主水，是指肾具有主持和调节人体水液代谢的功能。人体的水液代谢包括两方面：一是将具有滋润脏腑组织作用的津液输布全身；二是将各脏腑组织代谢后的浊液排出体外。而水液代谢过程的实现，主要依赖于肾。有的孩子出现遗尿、尿床等问题，通常是肾的水液代谢失常引起的。

肾主骨，肾好的孩子骨骼健壮、长得高

肾主骨，即肾充养骨骼。如果肾精充足，人的骨质就会得到很好的滋养，骨骼发育就会良好，骨质致密，骨头就坚固有力；如果肾精不足，骨骼就会失去滋养。小儿肾功能失常，就可能造成骨骼发育不良或生长迟缓、骨软无力、囟门迟闭等。

TIPS

肺又称为"水上之源"，由脾运化的精气，须先输送到肺，肺再将津液像雨露一样输布全身，才能熏蒸肌肤，充盈五脏，润泽皮毛。

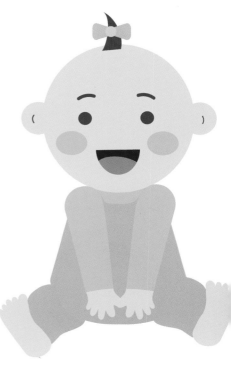

脾肺肾为一家，养好脾肺肾，孩子才能身体棒

健脾也能养肺

一般情况下，孩子的常见病主要集中在脾和肺上，把脾、肺两脏安抚好，孩子的病就少了大半。

脾脏属土，土为万物之母，亦是人身之母。而脾与肺是土生金的关系。脾土不好，肺金的功能也会跟着变差。脾胃不好的孩子，容易感冒、发热、咳嗽，天稍微变凉就容易感冒，气温略一变就容易发热。把脾胃调理好，才能增强孩子体质。

TIPS

因为小儿"脾常虚"，脾气虚会使肺气不足，也就是"土不生金"，调理时应该用"培土生金"的办法。适合用补脾的办法养肺，能有效缓解呼吸系统产生的不适症状。

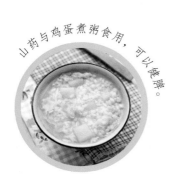

山药与鸡蛋煮粥食用，可以健脾。

肺与肾金水相生，补肾也能养好肺

孩子的肺和肾是相互共生的，肾变得强健，肺也不易受外邪侵扰。

从五行的关系来说，肺属金，肾属水，金能生水，又称为肺肾相生。肺吸入的自然界清气是后天之气的主要组成部分，肾精所化生的元气是先天之气的主要成分。后天之气能够培养先天，先天之气可以促生后天，一先一后，相互滋养，能够通过补益肾气达到补肺气的目的。

中医认为肾为气之根，肺为气之主。肾精充摄，有利于肺的肃降；肺气的肃降也利于肾纳气。如果肺肾功能受到影响，孩子可能会出现气短、气喘等症状。肺肾两脏同主水液代谢，两者相互配合默契，才能共同完成这一功能。

脾与肾关系密切，健脾就能固肾

中医认为，肾为先天之本，脾为后天之本。先天、后天之间的关系是"先天生后天，后天养先天"。孩子的脾胃强健了，肾功能也会增强。

脾气的健运需要依靠肾阳的温煦，而肾精也需要脾脏运化水谷精微的补充。此外，脾主运化，负责运化水液，而肾是主管水液代谢的，在水液代谢过程中，两者只有互相帮助、相互配合才能完成。因此，脾和肾之间是相互滋生、相互促进的，中医称之为脾肾互助。

肾藏精生髓，脾胃虚弱的孩子精气神不会太好，不爱动。脾胃运化好的孩子像雨后春笋一样茁壮成长，但脾虚的小孩多懒动少言，生长也相对缓慢。

现代医学认为，人体的肾脏对体内钙的调节、平衡起主导作用，同时也是钙主要的排泄途径。

给孩子补钙从健脾补肾开始

现在许多家长都意识到，钙对于孩子的成长很重要，也很注意给孩子补钙。那为什么不少孩子还是缺钙呢？其实，要达到有效补钙的目的，就要提高孩子对钙的吸收能力，而不是单纯提高钙的摄入总量。五脏中的脾和肾对钙的吸收影响很大，家长在帮孩子补钙时，一定要注意从健脾补肾入手。

中医认为"肾主骨"，就是说骨质的生长和牢固主要受肾控制。脾"主运化""主升清"，各种营养成分、精微物质都要通过脾来消化吸收并运输到全身。很多孩子在补钙时会出现便秘、厌食等现象，这是孩子脾气不足造成的。所以，中医认为增加孩子对钙的消化能力，关键在于调整孩子体质，增强孩子的脾肾功能。

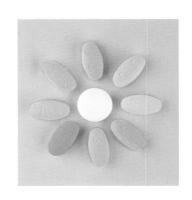

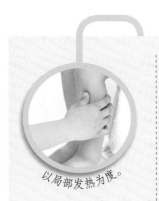

以局部发热为度。

按揉足三里，健脾胃，强壮身体

足三里是有名的强壮穴，对孩子的成长有很好的补益作用。中医有句古话叫"要使小儿安，三里水不干"，本来是指用瘢痕灸法对孩子的足三里进行艾灸，达到祛病保健的目的，但艾灸操作起来不太方便，孩子也不一定乐意接受，平时在家，常给孩子按揉足三里同样能起到健身防病的效果。

孩子脾肺肾都很娇贵，容易受外邪的侵袭

　　古人认为孩子很少有心肝之火等问题，造成小孩子生病的原因主要有两条：吃多了，冻着了。孩子较常见的病症就是咳嗽、发热、积食……家长在生活中细心一点儿，只要保证脾肺肾的健康，基本就能解决这些孩子常见的病症。

小儿脾常虚弱

　　脾为人体气血生化之源。脾不好，吃到肚子里的食物不能转化为气血输送到全身各处，各个脏器的功能就不能正常运转。脾胃虚弱了，孩子的营养吸收就会出现问题，个头会比健康宝宝矮小，发育会比健康孩子晚，身体也没有健康宝宝好。

哪些因素会伤孩子的脾

外感六邪(风、寒、暑、湿、燥、火)

- 风邪容易引起厌食、呕吐、腹胀。
- 寒邪易损脾阳，导致胃寒、呃逆。
- 暑邪易导致夏天胃口不好。
- 湿邪阻滞脾气，孩子会出现腹胀、食欲缺乏等症。
- 燥邪耗伤津液，使脾胃失去濡养，导致大便干燥。
- 火邪会伤脾耗气，孩子会出现食欲缺乏、倦怠等症。

饮食不当 ⟶ 饮食过量、偏食、挑食会损伤脾胃，导致脾胃不和。

情志失调 ⟶ 忧思伤脾，脾气郁结就会生病。

小儿肺最娇嫩

　　肺为"华盖"，在五脏之中最为娇嫩。人的五脏中，只有肺跟外界相通。风、寒、暑、湿、燥、火六邪进犯身体的时候，肺首当其冲。如果孩子体质较弱，就容易出现呼吸系统疾病。当肺脏功能变弱后，还容易引起其他疾病。

哪些因素会伤孩子的肺

外邪伤肺
┌ 风寒：出现鼻塞、流涕、头痛、咳嗽、咳痰等症。
│ 湿邪：夏季湿热重，孩子易患肺炎、扁桃体炎。
└ 燥邪：秋天燥气重，容易灼伤肺脏，造成孩子皮肤干燥、口干、便秘。

痰饮伤肺 —→ 水湿内停，形成痰饮，损伤肺脏。

劳累伤肺 —→ 劳累伤气、耗血，导致气血亏虚，出现肺系病症。

污染伤肺 —→ 大气污染、二手烟等容易损伤肺功能，导致呼吸系统疾病，如支气管炎、肺炎等。

小儿肾常虚

　　肾为先天之本，孩子的生长发育，抗病能力以及骨髓、脑髓、发、耳、齿等身体部位的正常发育与功能，均与肾有关。小儿处于生长发育之时，肾气未盛、气血未充，肾气随年龄增长而逐渐充盛，这就是小儿"肾常虚"的含义。

哪些因素会伤孩子的肾

劳累伤肾 —→ 劳累损伤元气，会导致孩子肾气衰弱，没有精神。

惊恐伤肾 —→ 中医认为，五情之中恐伤肾，所以尽量不要让孩子受到惊吓。

脾胃虚弱的孩子容易腹泻、积食、不爱吃饭

为了让孩子能好好吃饭，家长操碎了心。要想孩子聪明、健壮、个子高，就要想办法让孩子好好吃饭，偏食、厌食的孩子不仅经常生病，身体发育也会受影响。

孩子没胃口，是脾胃不和在添乱

很多家长都知道，脾胃是负责消化的脏腑。孩子不爱吃饭，家长也知道是孩子的脾胃出了问题。但是，究竟脾胃在食物的消化吸收过程中起什么作用？脾和胃的作用又有什么区别呢？

脾和胃的功能，既有区别又有联系

脾负责运化，将食物中的水谷精微输布到全身；又主升清，食物经过胃腐熟后，通过胃气通降，下行至小肠，小肠负责泌别清浊，清者交由脾，通过脾气升发，输送全身各处。

胃负责消化，主降浊，食物经过胃腐熟后，通过胃气通降，下行至小肠，小肠负责泌别清浊，浊者通过胃下注大肠或膀胱，通过大小便排出；又主纳腐，收集腐熟食物。

脾胃在功能细分上虽然有所区别，但两者都是负责获取营养的，所以密不可分。脾和胃的一升一降，完成了从消化到排泄的全过程。

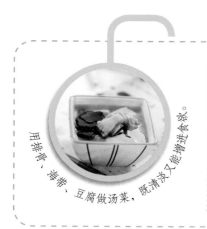

用排骨、海带、豆腐做汤菜，既清淡又能增进食欲。

脾和胃的特性有所不同

脾和胃的特性有所不同。脾喜燥恶湿，胃喜润恶燥。脾胃相互协调，脾能够为胃受燥，胃也能为脾受湿。脾可以输布津液滋养胃，胃又可以利用通降作用为脾除湿。脾胃好的孩子食欲佳、吃饭香、消化吸收功能良好，身体也长得结实，很少生病。

温性、平性食物是孩子养脾的"好伙伴"

中医认为，脾胃是喜温畏寒的，就像自然界中的土地一样，没有足够的热量，万物是无法生长的，所以脾胃易受寒气侵袭，遇到寒凉刺激就容易腹痛、腹泻。如果孩子常常手脚冰凉、小肚子冰冷、面色苍白，并伴随有腹痛、腹泻等症状，就是比较典型的寒伤脾胃的表现，建议让孩子吃温性和平性的食物。

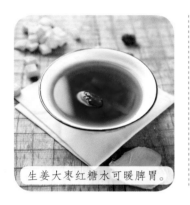

生姜大枣红糖水可暖脾胃。

寒凉食物会伤孩子脾胃

孩子的脾胃常不足，怕寒凉的食物，这个"寒凉"不单单指我们所说的温度冰冷的食物，还包括食物的属性，像香蕉、西瓜等是寒凉食物，孩子吃多了会影响消化、吸收。还有生冷食物，如凉菜、冰饮、冰激凌等，孩子吃多了就容易出现腹痛、腹泻等。因此，秋冬季节要少给甚至不给孩子吃寒性水果。

果汁，不伤孩子脾胃

孩子脾胃虚，在夏天容易受湿气困扰。夏天，市面上卖的冷饮，大多是冰镇寒凉之品，摄入过多会给孩子的脾胃带来伤害，可以将喝冷饮的习惯改成喝果汁。给孩子选择偏温性的水果打成果汁，或者将水果加热后再打汁，这样就会降低水果的寒性，再给孩子饮用，就不会伤到脾胃。

为了避免孩子喝了果汁不好好吃饭，饮用果汁最好选择在饭前2小时，给孩子的肠胃留出一定的消化时间。

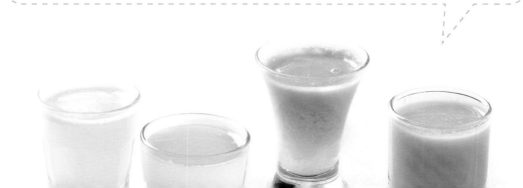

周大夫开讲啦

孩子积食，脾胃弱是病根

　　临床上因为积食导致生病的孩子很多。积食是指乳食停聚在中脘，积而不化，气滞不行所形成的一种脾胃病。《景岳全书·小儿则》中指出："盖小儿之病，非外感风寒，则内伤饮食。"这充分表明积食在小儿疾病中的范围之广。

孩子的很多病都与积食有关

　　临床上，孩子的许多病看似种类各异，但深究都与积食有关，比如咳嗽、发热、咽炎、肺炎、头痛、便秘、腹泻等，都可能是积食引起的。

　　首先，积食的孩子容易腹泻，造成营养不足。这是因为孩子脾胃积食从而产生脏腑热燥，胃内过热时食物的消化吸收受到影响，容易产生腹泻、痢疾等。其次，积食之后，孩子的睡眠会不安稳，容易躁动，于是孩子睡不香、好动，如果严重了就会又哭又闹，从而造成免疫力低下。另外，当胃热走到肺部时，孩子会咳嗽、哮喘，时间长了容易造成肺炎，这些都是因为胃热袭肺，让肺气得不到良好的宣降所致。所以，如果自家孩子生病时，要先考虑到是否因最近吃得太多、太好而导致积食引起的，如果是的话，要先消积食，强脾胃。

孩子积食的常见症状有哪些

　　孩子积食的症状有很多，家长可以仔细观察、认真判断。下面是一些如何判断孩子出现积食的方法，大家可以参考。

①口有异味。

②大便比较臭。

③大便次数增多，每次黏腻不爽。

④舌苔变厚。

⑤嘴唇长时间发红。

⑥面部容易出现发红的情况。

⑦食欲缺乏。

⑧夜晚睡觉不踏实。

⑨感冒后容易咽喉肿痛。

⑩饭后肚子胀痛、腹泻。

　　这些情况不一定同时出现，但每一条都对识别孩子是否积食有帮助。

吃太多不健康的食物

临床上，绝大多数孩子的身体问题与饮食不当、脾胃失和有关——正气不足导致外邪入侵。表面上看是感冒、发热、咳嗽……但根本原因是家长喂养不当。比如孩子喜欢吃油炸或膨化食品，家长就买很多。一次性吃多了某一种食物，特别是高热量食物，就会造成积食，脾胃功能下降。这时再让孩子吃别的食物，就没胃口了。

许多孩子喜欢吃各种零食，喝饮料，但长期食用这类没有营养的食物有损身体健康。孩子一旦喜欢上这些食品，对正餐可能会失去兴趣，导致饮食规律紊乱，脾胃受伤，身体正气减弱易生病。

正确摩腹能解决孩子积食

孩子积食，胃里就会不舒服，表现为腹胀、不想吃饭、腹痛。出现这种情况不要着急，掌握一套摩腹法，给孩子经常揉揉肚子就能得到有效改善。

中医认为，经过腹部的经络有脾经、肝经和肾经，通过摩腹就能够达到调节肝、脾、肾三脏功能的作用，让身体内的"痰、水、湿、瘀"散开。现代医学认为，人的结肠分别是由升结肠、横结肠、降结肠、乙状结肠组成的，大部分位于腹部，具有消化和吸收功能，不仅可以吸收水分和电解质，还能形成、贮存和排泄粪便，所以按摩腹部可以促进肠道蠕动。

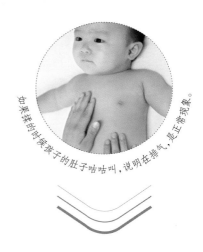

如果摩的时候孩子的肚子咕咕叫，说明在排气，是正常现象。

怎样摩腹有效果

摩腹的方法很简单：把除拇指外的四个手指并拢，放在孩子的肚子上，然后轻轻地做盘旋状揉动，以肚脐为中心，先逆时针 36 下，再顺时针 36 下。顺揉为清，逆揉为补。连续揉 10 分钟，对孩子的脾胃保养效果很好。要点是四指并拢，轻贴腹部，按摩手法要轻柔，尽量不带动皮下组织。

周大夫开讲啦

孩子腹泻，多是脾虚伤食引起的

脾虚的孩子常腹泻

经常腹泻的孩子，往往面色发黄，瘦小，肌肉松、不结实，手脚冰凉，精神状态不佳。腹泻多发生在吃饭之后，时轻时重，反复发作，也没有明显诱因，这种腹泻往往是脾虚造成的。

因为孩子脾虚，运化不好，所以吃完就容易腹泻。食物中的营养物质不能被消化吸收，孩子的生长发育会受到很大影响，不但瘦弱，面色不好，身高也矮，智力发育也受影响。若将脾胃调理好，孩子就会精神许多。

孩子的脾胃还没有发育完全，如果常吃寒凉的食物就容易导致脾胃虚弱，也会引起腹胀、腹泻。

注意给孩子腹部保暖

孩子的腹部和肠道没有脂肪的"保暖层"，很容易着凉，导致大便次数增加，即出现腹泻，所以要注意给孩子的腹部保暖。一个有效的方法就是，晚上睡前给孩子揉肚脐。中医认为肚脐部位是邪气进入的通道，保护好孩子的肚脐，邪气就难以侵入。

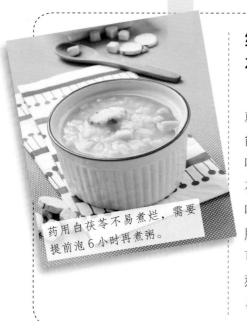

药用白茯苓不易煮烂，需要提前泡6小时再煮粥。

缓解孩子腹泻食疗方：茯苓山药粥

中医认为，"脾宜升则健，胃宜降则和"，就是脾气往上走，胃气往下降，只有二者的功能协调才能保证所吃的东西能够被正常消化、吸收和排泄。脾胃功能升降失常，孩子就会腹泻。茯苓和山药都有良好的健脾功效。茯苓性平，味甘、淡，归心经、肺经、脾经、肾经，可健脾和胃；山药性平，味甘，归脾、肺、肾三经，可补脾养胃。它们不像别的中药有较浓的药味，熬成粥不但不苦，还略微有些甜，孩子比较容易接受。

孩子便秘，多半是脾胃运化不畅

孩子便秘多是脾虚和燥热造成的

随着生活水平的不断提高，饮食越来越精细，孩子便秘越来越常见。燥热造成的便秘，与吃关系密切。许多孩子不爱吃蔬菜，就爱吃肉，还有的孩子喜欢吃薯片、炸鸡等零食。这些食品容易导致胃肠积热，肠热就会吸收粪便中的水分，使粪便干结，不容易排出。

有的孩子吃了不少蔬菜、水果，也不喜欢吃零食，怎么还会便秘呢？这多半是脾虚导致的。孩子脾虚，运化功能失常，没力气推动肠道运行，就会导致粪便在体内停留，无法正常排出体外。另外，肺与大肠相表里，孩子肺虚，肺失肃降也会影响大肠传导功能，引起便秘。

小儿便秘饮食三注意

一、**注意多喝水**。有助于保持肠道内水分，软化粪便。

二、**注意多吃能促进肠蠕动、软化粪便的食物**。这类食物包括富含膳食纤维的食物，如绿色蔬菜、水果等；富含 B 族维生素的食物，如粗粮、豆类及豆制品等。不要吃辛辣刺激、油炸烧烤类食物，也不要吃膨化食品，否则会引起肠燥，加重便秘。

三、**注意适当增加脂肪摄入**。多吃一些坚果类的食物，有润滑肠道的作用，利于排便，如花生、核桃、板栗等。

分清实秘和虚秘

实秘

病因：饮食不当、胃肠燥热。

症状表现：大便干结，如羊粪状，排便吃力，伴腹胀、烦躁、口臭、尿黄、舌苔黄。

调理方法：泻热导滞、通便。

虚秘

病因：脾肺虚弱。

症状表现：大便不干，但排出困难，伴面色苍白、消瘦、神疲乏力、舌苔白。

调理方法：益气养血、润肠通便。

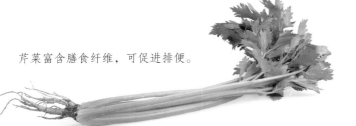

芹菜富含膳食纤维，可促进排便。

揉一窝风、小天心

对于感冒，推拿的调理效果很好，尤其是缓解症状方面，通常按一按鼻子就通气了，体温也会下降。平时就给孩子做推拿按摩，可增强孩子肺功能，提高抵抗力，预防感冒。

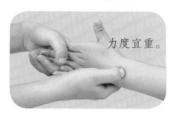

力度宜重。

揉一窝风

快速取穴： 手背腕横纹正中凹陷处。

按摩方法： 用拇指指端揉一窝风 100~300 次。

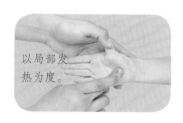

以局部发热为度。

揉小天心

快速取穴： 手掌大小鱼际交接处凹陷中。

按摩方法： 用中指指端揉小天心 100~300 次。

感冒、咳嗽老不好，病根是肺虚

小儿脏腑娇嫩，肺本身又是娇脏，因此更加娇嫩。肌肤藩篱不密，卫外功能不固，加上自己不会调理寒暖，当气候骤变、气温失常时，就容易受到外邪侵袭，伤风感冒。

孩子常感冒，多半是肺出现了问题

中医认为，感冒的病变部位主要在肺。鼻为肺之窍，咽喉为肺之门户，如果外邪经口鼻侵入，卫阳被遏，人体就会出现鼻塞、流鼻涕、咽喉肿痛等一系列感冒症状。如果外邪直接侵犯肺，还会出现咳嗽、咳痰等症状。

脾虚的孩子爱感冒，脾和肺都要调理

中医认为，小儿感冒的病因主要有两方面：**一是外感因素，二是脾虚。**外感因素指的就是自然界的邪气，我们经常听到的外感风寒、外感风热，这都是外邪引起的感冒。但不是有了外感因素就一定导致感冒，有的孩子爱感冒，到医院打针、输液，刚好没几天又感冒了，平时还消化不好。这种情况，表面上是肺的病，其实病根在脾。

中医有句话"四季脾旺不受邪"。脾虚了就很难营养肺脏，孩子就容易感冒。所以，给孩子补肺首先要健脾。孩子脾虚、肺虚引起的感冒，调理上除了常规的疏风解表外，还需要健脾消积、益气固表。

咳嗽老不好，肺失肃降，脾失健运

咳嗽可以通过调肺来治

　　引起咳嗽的原因有许多，但病根在肺。因为孩子身体稚嫩，抵抗力差，容易被外邪侵犯。所以孩子咳嗽，初期多为外感咳嗽。风寒、风热之邪从口鼻侵入肺脏，肺失宣降，肺气上逆，就会引发咳嗽。有些孩子平时体质较差，肺气虚弱，就比别的孩子更容易感染咳嗽，而且咳嗽的时间长。

　　因为外邪有寒热之分，所以咳嗽也分为寒咳和热咳，而且寒咳、热咳之间还会相互转化。孩子外感风寒感冒，出现咳嗽，这时是寒咳，但孩子是纯阳之体，寒咳只是暂时的，很快会化热入里，痰热蕴肺，变成经久难愈的热咳。

脾为生痰之源，健脾化痰，咳嗽好得快

　　中医认为，脾为生痰之源，肺为贮痰之器。孩子脾常不足，如果乳食积滞，水湿内停，就会酿湿成痰，而痰浊上渍于肺，就会导致咳嗽。

　　久咳是由于"痰随气升，阻于气道"引起，因此要想让孩子停止咳嗽，不仅要止咳，健脾化痰也很重要。在临床上，对于咳嗽时间较长的孩子，医生有时候会用二陈汤加减，以化痰健脾。

TIPS

中医有句话，"初咳在肺，久咳在脾，喘在肾"。意思就是，孩子在咳嗽初期问题多出在肺上，是由肺气上移导致的咳嗽。而久咳可能是脾出现了问题。出现喘的症状时，可能伤及了肾。

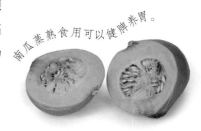

南瓜蒸熟食用可以健脾养胃。

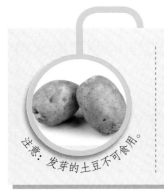

注意：发芽的土豆不可食用。

　　如果孩子出现久咳，就要以健脾、化痰、止咳为主。对于脾胃功能发育不完善的孩子来说，家长在为其选用补脾的食物时，最好运用"平补"的方法，选择性平味甘、容易消化的食物，如山药、南瓜、红枣、土豆等。

孩子发热多是肺系疾病引起的

如果家长不按孩子的生长发育规律照顾他，就很容易发热。发热是因为有邪气侵袭人体，这时，人体的正气（抵抗力）便要与之抗争，这个状态就是发热。

孩子发热是身体的防御系统在发挥作用，是白细胞在消灭体内的"敌人"。体温没超过 38.5℃，不算是高热，没必要服用退热药，可以采用物理方法来降体温。但如果体温持续不退，就需要及时就诊。

孩子发热，超过 38.5℃怎么办？

孩子发热超过 38.5℃，当身体出现高热，总感觉只有喝些清凉的饮品才能解渴。咽喉会红肿、疼痛，尤其是咽部的症状比较明显。这种情况下，就不要自己处理了，一定要去医院检查就诊。

给孩子进行物理降温

孩子发热，很多家长会选择物理降温。家长十有八九会想到用冷毛巾给孩子敷一敷来降温的方法。孩子高热打寒战，甚至起鸡皮疙瘩，是因为皮肤血管开始收缩，排汗减少，引起了反射性的竖毛肌收缩。这时候孩子正处于体温上升期，建议用温热的毛巾给孩子反复擦擦肚窝、腋窝、腿窝这些大血管分布的区域。这样，孩子的体温不会一下子升得太高而出现高热，避免发生高热惊厥的情况。

孩子体温稳定期、下降或恢复期可使用温水浴

当孩子体温处于稳定期，比方说，发热在短时期内一直维持在 38℃，或孩子发热时精神状态较好。这时，家长可以用温水浴帮助孩子降温退烧或用温水为孩子擦身，擦擦头部、腋窝、脖子、腿窝等区域，以免孩子的体温再次升高。当体温有所下降，或逐渐恢复正常时，可继续用温水浴，直到体温正常。

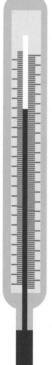

肺阴虚，扁桃体易发炎

中医认为，当人体外感风热，侵犯肺脏时，邪毒循经上逆，集结于咽喉，就会导致扁桃体红肿疼痛。如果这时不妥善治疗，热毒炽盛，就会导致扁桃体溃烂化脓，形成化脓性扁桃体炎。调理小儿扁桃体炎，以养阴润肺为主。

扁桃体炎生活调理

1.饮食宜清淡，选择养阴润肺的食物，如银耳、白萝卜、雪梨等。还要选择吃蛋奶类等高蛋白食物，以及香蕉、苹果等富含维生素 C 的食物。不要给孩子吃油腻、黏滞和辛辣刺激的食物，如辣椒、大蒜、油条、炸鸡等。

2.注意孩子口腔卫生，要多喝白开水，补充体内水分。

3.让孩子注意休息，冬天室内温度以不感觉冷为佳，不宜过高；室内空气要新鲜，经常开窗通风。

4.如果孩子伴有高热，要根据医嘱服用退热药。

5.推荐一个小妙招，取金银花、菊花各 6 克，甘草 2 克，加 200 毫升水煮开，一天之内少量多次让孩子漱口，可预防扁桃体发炎。

TIPS

孩子扁桃体发炎时，可用推拿的方法来缓解，给孩子清天河水 300 次，可以疏通心包经，从而起到泻火清热的作用。

扁桃体炎对症按摩

中医讲，心包经与三焦经互为表里，三焦经协调五脏六腑，可以通调水道、运化水谷，让脏腑更加协调。三焦经通畅，孩子身体的自愈力就会增强。

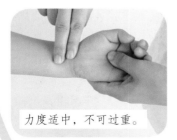

力度适中，不可过重。

清天河水

快速取穴：前臂正中，自腕至肘成一条直线。

按摩方法：用食指与中指指腹自腕向肘直推天河水 300 次。

调理小儿哮喘，通过补肺健脾的方式，可以有效去除体内伏痰。

哮喘、肺炎也是肺虚引起的

中医认为，哮喘是由生活中某些诱因引动体内伏痰而发生的。当接触某些特定诱发因素，如有些孩子吸入花粉，有些孩子吃了鸡蛋、海鲜等，甚至还有些孩子吸入冷空气，或者孩子情绪不佳、过度劳累等，都会引动体内伏痰。痰随气升，气因痰阻，痰气交阻，使气道阻塞，就会引发哮喘。

脾肺虚弱的孩子易患肺炎

肺炎的形成，有内外两方面原因。中医认为外因是风邪，内因是身体抵抗力弱，脾肺虚弱的孩子身体免疫系统还没发育完全，容易受到外邪侵犯而发病。

哮喘生活调理

注意保暖，防止感冒，增强身体抵抗力；饮食要清淡，不贪吃肥甘厚味的食物；避免接触有刺激性的气体、粉尘等过敏原；有哮喘的孩子可以多喝白开水，尽量不要喝绿茶、菊花茶等。

强健脾肺有利于防治肺炎

孩子容易患肺炎，大多是脾肺虚弱引起的。脾是气血生化之源，脾气强健营养吸收好，免疫力就强；孩子的肺很娇嫩，容易被燥邪、寒邪侵袭，补好肺，邪气就不容易侵入。

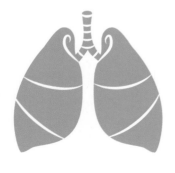

肺炎生活调理

每天早晚用棉签蘸温水清洁孩子鼻腔；穿衣盖被不要太厚，以免孩子气喘加重，从而加重呼吸困难；应给予孩子清淡、易消化的半流质饮食，宜少食多餐。

孩子总尿床、不长个，固肾是关键

　　尿床是孩子很常见的毛病。一般情况下，孩子在 3~4 岁的时候才能控制排尿，如果五六岁以后还经常尿床，并且每周尿床 3 次以上，且持续大约半年时间，就可诊断为小儿尿床，医学上称为小儿遗尿。

孩子经常尿床，多跟肾气不足有关系

　　中医认为，肾主膀胱，肾气不足就不能固摄膀胱中的尿液，就表现为尿床。这类孩子的特点是四肢冰凉、精神不好，体质差。调理小儿尿床，要以补肾止遗为主。

尿床的孩子，发育差、问题多

　　经常尿床的孩子大多不喜欢说话，性格较孤僻、忧郁。研究发现，尿床的孩子大多记忆力差、反应慢、智商比正常儿童低。如果不注意调治，孩子的身体发育状况会受到影响，比如智力发育迟缓、长不高等。

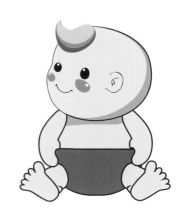

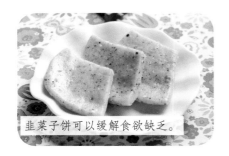

韭菜子饼可以缓解食欲缺乏。

韭菜子饼，温肾止遗效果好

　　取 10~15 克韭菜子，用擀面杖碾碎，与面粉和在一起烙饼，当点心给孩子吃，每天吃 1 个即可。韭菜子有温肾止遗功效，对于肾气不固引起的遗尿效果较好。

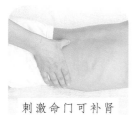

刺激命门可补肾气，强骨骼。

按揉命门

快速取穴： 肚脐水平线与后正中线交点，按压有凹陷处即是。

按摩方法： 孩子取俯卧位，用拇指指腹在孩子命门上按揉10~30次。

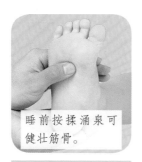

睡前按揉涌泉可健壮筋骨。

按揉涌泉

快速取穴： 在足底，屈足卷趾时足心最凹陷中。

按摩方法： 用拇指指腹按揉孩子涌泉50~100次。

周大夫开讲啦

孩子长不长个取决于肾

孩子长高个，是父母的期待。有一些孩子，个头总是比同龄孩子矮，这主要是肾功能发育不健全引起的。中医认为"肾主骨"，即肾充养骨骼。孩子肾功能发育完善，骨骼就会健壮。

如果孩子肾精充足，骨质就会得到很好的滋养，骨骼发育良好，个头就会长得高；如果肾精不足，骨骼得不到滋养，就会影响长个儿。孩子肾功能失常，会表现为骨骼发育不良或生长迟缓，骨软无力等。孩子要长高个，就得补肾。

让孩子长高个，药补不如食补。中医认为，猪蹄性平，味甘咸，具有补虚弱、填肾精的功效。营养学认为，猪蹄脂肪含量比肥肉低，可以促进儿童生长发育、增强记忆力；花生含有维生素E和锌，常吃能够增强大脑记忆，促进儿童智力开发。将花生和猪蹄一起炖汤，促进生长发育的功效更佳。

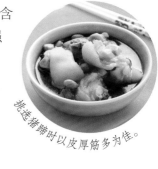

挑选猪蹄时以皮厚筋多为佳。

按摩特定穴位，增高助长效果好

如果想充分发挥孩子增长身高的潜力，就要保证均衡的饮食营养和充足的睡眠，在此基础上，配合一些有利于孩子长高的推拿按摩，比如长期坚持按摩命门、涌泉等，会有不错的效果。

要让孩子更聪明，健脑的同时也要补肾

健脑补肾双管齐下

肾为先天之本，孩子的生长发育，以及骨骼、脑髓、牙齿等的形成均与肾有密切的关系，肾精充盛的孩子才聪明。

中医认为"肾主骨生髓，通于脑"，因为肾藏精，精生髓。髓可分为骨髓、脊髓、脑髓三部分。骨髓藏于全身骨骼中，能起到营养骨头的作用。脊髓和脑髓是相通的，骨髓汇聚于脊髓，最终又汇入到脑髓中，所以中医将脑称为"髓海"。脑髓是人体的精华，是由肾精化生的，因此肾功能的好坏会影响到脑的功能。

孩子肾精充盛则髓海充盛，继而能够维持和促进大脑功能，就会表现得很聪明。相反，一个孩子如果肾精虚弱，髓海不足，就很容易出现智力发育迟缓。

枸杞子水泡脚，护好孩子先天之本

孩子先天不足，其虚在肾，后天体弱则虚在肝。但肝肾同源，肾虚，肝就会受到连累，肝虚也会影响到肾，最后肝肾同虚。孩子肾虚，就会手足冰冷、四肢不温、智力发展缓慢；肝虚，就会胆小、怯懦、少气乏力。如果孩子出现这些症状，可以在睡前用枸杞子水泡脚。

枸杞子润而滋补，兼能退热，而专于补肾、润肺、生津、益气，为肝肾真阴不足、劳乏内热补益之要药。枸杞子性平温，作用和缓，不像其他补益药，一吃就上火。通过睡前泡脚的方式来补，药效和缓，更适合孩子使用。

按揉百会，健脑益智

促进孩子的智力开发，让孩子头脑聪明，是每位父母的希望。通过按揉穴位，能起到改善脑部血液循环，增强记忆等益智健脑的独特效果。

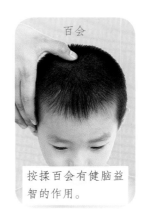

按揉百会有健脑益智的作用。

按揉百会

按摩方法： 用拇指指腹轻轻按揉孩子百会 10~20 次。

润肺

梨

生者清六腑之热，熟者滋五脏之阴。梨或梨汁皆可以润肺生津。

养胃 健脾

小米

是古代的"五谷"之一，可以强健孩子脾胃，调理积食、厌食。

山楂

可以化饮食，消肉积，焦山楂消食导滞功效增强。

 养肝

菠菜

菠菜含铁丰富，能养阴补血，可以滋养肝脏，还能解热毒，利肠胃。

 补肾

黑豆

肾虚的人食用黑豆可补肾养血，调中下气，解毒利尿。

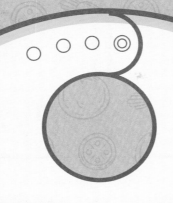

第二章

饮食调理：用食物滋养孩子脾肺肾

正所谓"药补不如食补""是药三分毒"，通过饮食调理能够让孩子少生病，少去医院，这应该是家长希望看到的。本章主要介绍了一些保养脾肺肾的食物，并给出了好吃营养的食疗菜谱，用饮食调理孩子脾肺肾，孩子吃得开心，父母才能更安心。

父母都要知道的孩子饮食原则

父母日常生活中除了要培养孩子良好的饮食习惯，还需注意孩子饮食的烹调方式，以蒸、煮、炖为主，炒、煎、炸的食物要少做，以免孩子吃多了上火。

若要小儿安，三分饥与寒

古代医家有句育儿警语："若要小儿安，常受三分饥与寒。"饥为调节饮食，寒为适应寒温。也就是说，不要让孩子吃得太饱，不要给孩子捂得过于严实。

因为小儿脾常不足，如果吃得过饱，会损伤稚嫩的胃肠，导致多种不适。如果"捂着"小儿，会使阳气更盛，损耗阴液，导致小儿出汗，容易感冒。

孩子的皮肤娇嫩，在给孩子购买衣服的时候，要综合考虑衣服的布料、质量、透气程度。一般情况下，最好给孩子穿纯棉的衣服，少穿化纤类材质的衣服。给孩子选择衣服大小的时候，最好选择大一号的衣服，这样孩子穿着会更舒服一些。

孩子饮食有禁忌： 孩子饮食，一忌太饱；二忌生冷肥甘。冷饮、性寒的食物、油炸食品、不易消化的食物皆不适合孩子；三忌五味太过。过酸、过甜、过咸的食物都不适合给孩子食用。

软、热、少对脾好

有的孩子喜欢吃冷、硬的食物，有的孩子四季都喝冷饮，还有的孩子碰上喜欢的食物就吃到撑。其实，这些饮食习惯对孩子的生长发育很不利。

中医古籍《活幼便览》一书中提到了养子十法，里面说到"吃热、吃软、吃少则不病，吃冷、吃硬、吃多则多病。忍三分寒，吃七分饱，频揉肚脐，一要背暖，二要肚暖，三要足暖，四要头凉，五要心胸凉"。

由此可知，孩子的脾胃对食物是有选择的，喜欢粥等软热一点的食物，不喜欢冰凉的食物。另外，孩子吃得太多，但胃容量小，肠胃蠕动起来就比较困难，容易积食。所以孩子少吃点，才会充分地吸收食物的营养，对健脾益胃有帮助。

乳贵有时，食贵有节

孩子生病的一个原因是积食，养护孩子，要坚持"乳贵有时，食贵有节"的原则。

"乳贵有时"指的是给孩子喂奶要有时间规律。母乳是 6 个月以内婴儿最理想的天然食品，婴儿胃肠娇嫩，更容易吸收母乳。另外，母乳中含有很多有活性的抗体成分，对孩子有保护作用，可以让孩子少生病。

给孩子喂奶的规律需要家长去摸索。有的妈妈产乳丰富，压力高，孩子很容易一次吃饱，这就需要间隔时间长些；反之，则需要间隔时间短些。

"食贵有节"指的是吃饭要有节制，不要吃得太多。孩子 3 岁以后，就要养成三餐定时、规律饮食的习惯。首先，不能吃得太饱；其次，食材的选择要健康，天然应季和营养丰富的食物要多吃，油炸食品、垃圾零食要尽量少吃。在此基础上，可以适当多吃一些健脾消食的食物，如山药、山楂等。重要的是，千万不能让孩子养成偏食的习惯，偏食会损伤孩子的脾胃。

鱼生火，肉生痰，青菜豆腐小儿安

古代医家将鱼称之为"发物"，婴儿身体内分泌系统还没有发育完善，过早接触"发物"会引起致敏反应，还容易生湿疹和痤疮。

吃肉多为什么会发胖

李时珍在《本草纲目》中讲到，猪肉性微寒，多吃易生湿气、痰，湿在体内是水肿，容易虚胖。虚胖的孩子免疫力差，抗病能力弱，爱感冒、咳嗽，这就是所谓的"易感儿"。此外，性微寒的肉食进入体内，身体就得动用热量来对抗消化，不小心热调过头就会上火。

青菜豆腐营养健康

青菜是指新鲜绿色蔬菜，其中含有人体所需要的多种维生素，因此多食青菜有益于身体健康；豆腐不但含有铁、钙、磷、镁等人体必需的多种矿物质，还含有丰富的优质蛋白质，常食可补中益气、清热润燥、生津止渴、清洁肠胃。将青菜与豆腐这两种简单又美味的食物搭配在一起，能给孩子提供较高的营养。

一日三餐，怎样搭配最合理

　　根据儿童营养学的说法，孩子的饮食重点不是精致珍贵，而是要多样、平衡。只有对各种食物进行合理搭配，才能满足孩子对各种营养元素的需求，让身体处于一个良好的状态。周大夫总结的饮食结构为一口肉，两口饭，三口水果，四口菜，供家长参考。

早餐不要再是牛奶 + 鸡蛋了

　　牛奶加鸡蛋是完美的早餐吗？不见得，一份理想的完美早餐最好能够包含以下四类食物：碳水化合物类，比如面包、馒头、粥；蛋白质类，比如瘦肉、禽蛋、奶制品、豆制品类；维生素和矿物质类，比如新鲜蔬菜和水果；优质脂肪，比如坚果类。这四类食物中，至少要包含三类才算是合格的早餐，牛奶加鸡蛋所含营养成分比较单一，不建议经常作为早餐食用。

　　需要注意的是，虽然理论上应该多吃蔬果，但是早餐吃水果的时候，不适宜吃太多，新鲜蔬菜倒是可以多吃一些。学龄前儿童，早餐摄入的热量占全天总热量的 20%~25% 比较合适，还要特别注意选择容易消化的食物。

午餐要丰富，肉类、蔬菜、主食一样不能少

　　午餐是一天中最重要的一餐。理想的午餐，要包含充分的热量和丰富的营养元素。可以给孩子多吃点肉类、鸡蛋等含热量较高的食物，当然蔬菜和主食也是必不可少的，尽量选深颜色的蔬菜。午餐不一定每天都有肉，但每周至少应该吃两三次。如果条件允许，建议主食食用双色米饭，比如大米掺小米、大米掺紫米等。也可以是花色馒头，比如玉米面花卷、小米面馒头等，目的是让孩子多吃些粗粮。

晚餐多吃容易消化的食物

　　晚餐不适合吃含蛋白质和脂肪多的食物，应该以比较容易消化的谷物类、蔬菜类为主。晚餐食谱中，一半的位置应该留给水果和蔬菜，四分之一是低脂蛋白，剩下的是粗粮食品，比如糙米或全麦面食。

　　需要注意的是，3 岁之前的孩子吃饭跟成人不一样，家长不能以"一日三餐"为标准来要求他们。孩子年龄小，每次吃得少，所以应该少食多餐。但营养搭配的原则不变，要注意多样性，同时也要选择容易消化吸收的食物。

孩子晚餐宜吃饱

　　"晚餐要吃少"对孩子是不适合的。因为孩子的肠胃功能还没有发育完全，胃的容量也比较小，孩子肝脏中储存的糖原不多，耐受饥饿的能力也比较差，所以晚餐还是要正常吃饱。

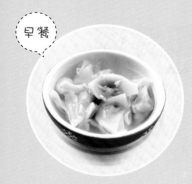

早餐

鸡汤小馄饨

用料: 鸡肉末50克,青菜150克,馄饨皮10个、盐、香油、葱末、姜末、鸡汤各适量。

做法: 青菜剁碎,与鸡肉末、盐、香油、葱末、姜末搅拌均匀,包成小馄饨;鸡汤烧开,下小馄饨煮熟,撒上葱末即可。

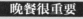

晚餐很重要

晚上也是孩子生长发育的关键时刻,如果摄入的营养无法满足孩子夜间生长的需要,就有可能影响孩子大脑智力的发育。

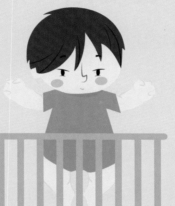

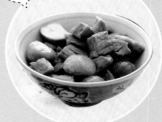

午餐

板栗烧牛肉

用料: 牛肉200克,板栗250克,葱末、姜末、盐各适量。

做法: 牛肉切小块,下锅焯去浮沫;油锅烧热后下葱末、姜末炒香捞出,加入牛肉翻炒片刻,放清水炖煮至熟,再加入板栗炖至熟烂,大火收汁,加盐即可。

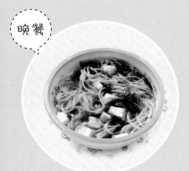

晚餐

紫菜豆腐面

用料: 豆腐30克,紫菜10克,儿童面条20克。

做法: 将儿童面条煮熟后浸入冷水待用;将豆腐切成小丁;紫菜漂洗干净,切碎;在锅中放入豆腐丁、紫菜碎,加适量水,小火煮至豆腐丁熟后加入儿童面条即可。

加餐不宜吃太饱

假如孩子身体比较瘦弱,晚上睡前还可以适量加餐,但不要吃太饱,可以喝杯牛奶,吃点水果等。

一般来说,孩子晚餐提供的热量占全天总热量的30%比较好,少吃肥肉、油炸食品等不好消化的食物。当然,具体吃多少还是要因人而异,假如孩子已经超重或肥胖,晚餐还是应该少吃一些的。

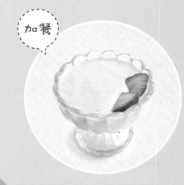

加餐

香蕉奶昔

用料: 香蕉50克,牛奶200毫升,草莓1颗。

做法: 草莓切成两半;将香蕉和牛奶一同放入搅拌机内搅碎拌匀,倒入杯中加草莓点缀即可。

顺着四季养，脾肺肾都健康

一年四季的气候各有特点，春暖、夏热、秋燥、冬寒，这是自然界的规律。同样，人的身体也应遵循着自然界的这种规律，即"春养肝，夏养脾，秋养肺，冬养肾"。

春天养肝，也要培补脾气

春季补脾，让孩子多吃甘，少吃酸

春天万物生发，是孩子茁壮成长的时节。此时补养好孩子的脾尤其重要。

中医认为，五脏与五行、五色、四季相对应。春季肝气当令，肝功能强盛，而肝属木，脾属土，根据五行理论，木能克土，所以肝气亢盛会犯脾，会损害脾的功能。而且，小孩五脏的特点就是"肝常有余""脾常不足"，肝旺更容易使脾气受损。所以，在春天要抑制孩子的肝火，同时要注意培补脾气。

五行、五脏、五味、四季对应时间表				
五行	木	火	土	金	水
五脏	肝	心	脾	肺	肾
五味	酸	苦	甘	辛	咸
四季	春	夏	长夏	秋	冬

注：每年夏季最后一个月和秋季第一个月，称为长夏。

如果吃多了酸味食品，会导致肝气更旺，脾就不堪重负了。因此春天要少给孩子吃酸味食物，不能助长偏盛的肝气。春天孩子的脾气比较弱，适当多吃点甘味食物，比如红枣、山药、南瓜等。

春季要"灭"肝火，以免伤孩子脾胃

春天，孩子肝火旺，在饮食方面少酸增甘的同时，可以给孩子适量喝一些甘甜的饮品，能够"灭"肝火，健脾胃。

水和火本身是相互制约的，当肝火旺盛时，身体就处于火旺水衰的状态。孩子的肝一旦上火就会伤到脾，再加上春天风多干燥，又容易滋生肺火，肺火容易生痰。所以，春季也要多喝水。

银耳红枣莲子羹可滋阴、健脾、降火。

夏天养脾，祛除湿邪

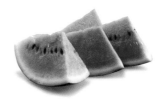

西瓜每次吃 1~2 块为宜。

夏季潮湿，孩子的脾容易受伤

夏天气温高，雨水较多，尤其是三伏天，空气湿度大，闷热不堪，容易损伤人体阳气，脾又是喜燥恶湿的，所以夏季很容易导致脾失健运，脾气不畅，消化功能减弱。

夏天人爱出汗，消耗较大，需要加强脾的"工作"才能不断地从食物中吸收营养，维持身体健康，如果这时脾气不畅，只会雪上加霜。再加上夏季喜食一些生冷的瓜果和冷饮，会加重脾胃损伤。因此，孩子很容易出现食欲缺乏、浑身乏力、头重脚轻，甚至呕吐、腹泻、大便稀溏等症状，重者还会出现肠胃炎、痢疾等疾病。所以，孩子夏天养脾的重点是除湿。

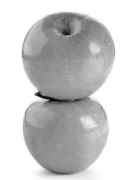

吃完水果后及时刷牙漱口。

夏季应吃健脾胃、除湿气的食物

夏季，为了防止湿邪侵袭人体或已经脾虚湿困，可以多吃些除湿的食物，比如绿豆、薏米、红豆、荷叶等，这些食物有很好的清热利湿作用。

此外，由于夏季天气炎热，孩子往往胃口不佳，可适当吃些性偏凉的食物，比如新鲜蔬果、鸭肉、兔肉等。油炸、烧烤食品在夏季应少食或不食用，因为这些食物较油腻，不易消化，会使本来就不佳的脾胃功能更虚弱。

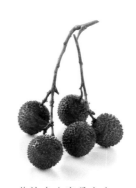

荔枝多吃容易上火。

夏季常见果品适量吃

夏天是各种瓜果成熟的季节，吃水果可以给孩子补充必要的水分，还可以强健孩子脾胃。但是父母要注意，水果虽好，但不能让孩子放开吃，以免伤脾。

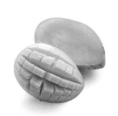

芒果要适量食用，不可贪多。

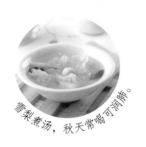

雪梨煮汤，秋天常喝可润肺。

初秋清热，晚秋祛寒

秋季是天气由热转冷的过渡时期。秋季前期，承袭夏季的炎热，天气特点以热为主，肺脏易受"温燥"侵袭；秋季后期，与寒冷的冬季相邻，天气特点以"凉"为主，肺脏易受"凉燥"危害。根据秋季天气前后的变化，对孩子的饮食护理应该有所不同。

初秋，饮食应该以清热滋润为原则；晚秋，天气逐渐变凉，饮食应该以祛寒滋润为主。

周大夫开讲啦

秋天润肺，不让秋燥损伤孩子身体

秋季干燥，孩子的肺容易被燥气所伤

秋天天气干燥，对于"喜润恶燥"的肺脏是极大的考验。小儿肺脏很娇嫩，很容易受到燥邪的损伤，出现口干、咽干、鼻干、大便干燥等现象。因此，在秋季要谨防秋燥。

秋天早晚凉，白天气温仍然较高，再加上天气干燥使人出汗较少，夏季积存在体内的热气不易排出，若再不注意补充水分，口腔、鼻腔黏膜会缺乏水分滋润，使得肺脏内忧外困，很容易受伤。这时候，要加强对孩子的肺脏养护，让孩子多喝水，适当多吃滋阴润肺的食物，注意增减衣服，预防感冒。

饮水固然重要，但也需讲究方法，一次不宜给孩子饮用大量的水，要多次少量。

秋季饮食，少辛增酸

秋季饮食，要遵循少辛增酸的原则。少辛，就是少吃辛辣刺激的食物，如葱、姜、蒜、辣椒、花椒等，这些食物多性热，会助生内热，使体内燥气更严重，损伤肺阴。

另外，中医认为辛味入肺，多吃辛辣食物会导致肺气太盛，而肺属金，肝属木，金克木，肺气太盛会使肝受损伤。为防止肝气受损，要适当多吃一些酸味食物，如葡萄、山楂等应季水果，因为酸味入肝。

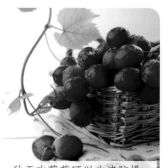

秋天吃葡萄可以生津防燥。

冬天补肾，暖孩子一冬

冬季是食养的好季节

中医五行理论认为，冬季属水，其气寒，主闭藏。五脏中肾的生理功能与自然界冬季的阴阳变化相通应，冬季天寒地冻、万物蛰伏，有利于肾的封藏，所以冬天宜养护孩子的肾气。

肾中精气需要水谷精微的供养，才能不断充盈和成熟。冬天气温较低，肾又喜湿，孩子养肾可以通过膳食调理。冬季，给孩子选用的补肾食物有核桃、黑芝麻、羊肉等。

冬天同时是各种传染病的多发期，而且寒冷的气候容易使体弱的孩子抵抗力降低，可以给孩子多吃一些蔬菜水果，比如大白菜、圆白菜、橘子、橙子等，蔬果中的营养物质有助于增强身体的抵抗力。

冬季按揉孩子丹田可护肾

丹田又为气海穴，位于脐下 1.5 寸，也就是肚脐下 2 横指处。中医认为，气海穴有护肾暖阳、温暖脾胃的作用。将两手搓热，在孩子腹部气海穴按揉 20~30 次，直到皮肤温热变红，可以培补肾的元气，提高机体抗病能力，增强机体免疫功能。

冬天御寒，护好孩子 3 个部位

腹部：腹部为神阙穴（肚脐）所在，神阙穴耐暖不耐寒，如果腹部着凉，容易引起腹痛、腹泻等问题。所以冬季穿衣盖被要护好孩子的腹部。

腰部：腰部是藏肾的地方。寒冬季节一定要注意腰部的保暖，以免风寒侵袭。

背部："背为阳"，人的背部是身之表，是督脉和足太阳膀胱经所行之处，是人体健康的重要屏障，易受风寒侵袭而损伤身体阳气致病，尤其影响心肺健康。给孩子背部做好保暖，可固护阳气，抵御寒邪。

冬季给孩子怎样进补

冬天是滋补的佳季，孩子要储存能量，抵御严寒。同时，又需要满足日益生长发育的营养需要，所以此时段进补对营养的需求更高。

冬季滋补肉食

羊肉：羊肉性暖，适合孩子在寒冷季节食用。

鸡肉：鸡肉富含蛋白质，营养价值高，脂肪含量多为不饱和脂肪酸，还含有多种维生素，以及钙、磷、锌、铁、镁等，具有强身健体的功效。

牛肉：牛肉可以补中益气，滋养脾胃。孩子食用牛肉可补气暖胃。

健脾美食，让孩子爱上吃饭

小米

小米，又称粟米，是我国古代的"五谷"之一。小米比大米营养价值高，被营养专家誉为"保健米"。常吃小米，可以强健脾胃，调理积食、厌食问题，还能有效防治消化不良、口角生疮等问题。

小米可做粥、蒸饭

小米可与山药、红枣、牛奶等多种食材搭配，做成粥类、焖饭或糕点，味道香甜，还可以调养虚寒体质，对食积腹痛、小儿消化不良有很好的缓解作用。

营养功效

- 山药健脾益胃，促消化，适宜孩子食用。
- 红枣补气补血，适合给消化不良，并伴有厌食的脾虚孩子食用。

如何挑选小米

优质的小米，颗粒大小一致，颜色均匀，一般是黄色，有光泽，还有一股自然的清香味。

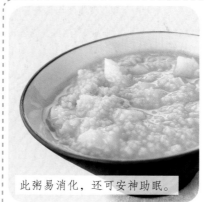

此粥易消化，还可安神助眠。

小米山药粥

山药 45 克，小米 50 克，白糖适量。山药洗净削皮，切小块；小米洗净。锅中加适量水，放入小米和山药，大火煮开，转小火煮至软烂，放入适量白糖调匀即可。

红枣小米粥

红枣 3 颗，小米 30 克。红枣洗净，去核；小米淘洗干净，放入锅内用小火炒至略黄，然后加红枣和适量水，大火烧开后转小火熬成粥即可。

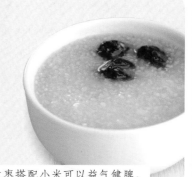

红枣搭配小米可以益气健脾。

胡萝卜

胡萝卜营养价值较高，含丰富的胡萝卜素、维生素 C 和果胶，胡萝卜素是维持人体健康不可或缺的营养物质。《本草纲目》认为胡萝卜"下气补中，利胸膈肠胃，安五脏，令人健食"。孩子经常吃胡萝卜可以起到健脾胃、提高免疫力的作用。

胡萝卜可做菜、煲汤

生吃、蒸食会使胡萝卜中的 β - 胡萝卜素成为人体的"过客"，不能被人体充分吸收，从而白白浪费掉。科学的食用方法是，将胡萝卜切条或切块，用油烹炒或炖汤。

营养功效

- 胡萝卜能养肝明目、补气养血，适用于气虚体质的孩子。
- 荸荠有清肺止咳，生津化痰的功效，可用于缓解肺热咳嗽。

如何挑选胡萝卜

挑选胡萝卜时注意选择匀称顺直、根茎粗大、色泽鲜嫩、表面光滑不开裂者。

清炒胡萝卜条

胡萝卜 400 克，油、盐、生抽各适量。胡萝卜洗净，切细条。油锅烧热，放入胡萝卜丝煸炒至熟，加盐、生抽调味即可。

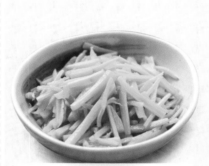

胡萝卜素在烹炒时会充分析出。

胡萝卜瘦肉汤

胡萝卜 100 克，荸荠 200 克，瘦肉 150 克，盐适量。胡萝卜、荸荠去皮洗净，切块；瘦肉洗净，切块。将所有食材放入锅中炖至熟，加盐即可。

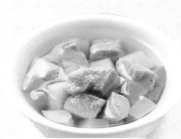

瘦肉先余烫一遍炖出的汤更清淡好喝。

山药

山药肉质洁白细腻，质地柔滑鲜嫩，既可做主食，又可做蔬菜。据古籍记载，多食山药有"补中，益气力，长肌肉"的功效。经常给孩子吃山药，不仅可以健脾补肺、益气养阴、益胃固精，还有增强免疫力的作用。

山药可做粥、焖饭

食用山药时，应先去皮，以免产生麻、刺等异常口感。山药是常见的药食两用食材，不仅可以当蔬菜鲜吃，还可晒干入药治病。山药和大米一起搭配煮粥，可以健脾益肾，促进消化。

营养功效

- 山药益肾气，健脾胃，可用于脾胃虚弱、疲倦或泄泻。
- 羊肉可暖脾胃，散风寒，增食欲，冬季经常食用，可以补脾养胃。

如何挑选山药

新鲜的山药根茎笔直，质地坚实，外表皮呈棕黄色，切开后肉质呈白色，汁液黏腻。

红枣山药粥

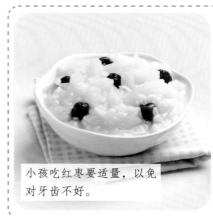

小孩吃红枣要适量，以免对牙齿不好。

红枣 10 颗，大米、山药各 30 克。山药洗净，去皮切片；红枣洗净。锅中加适量水，放入大米煮至半熟；再加入山药片、红枣煮至粥稠烂即可。

山药羊肉粥

山药、羊肉、大米各 200 克。山药去皮洗净，切块；羊肉洗净，切块。将大米和羊肉一同下锅煮至熟，加入山药，煮至汤稠肉香即可。

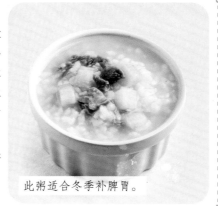

此粥适合冬季补脾胃。

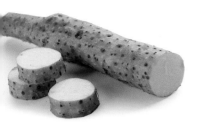

山药的性味归经：山药性平，味甘；归脾经、肺经、肾经。

山药可做菜或汤

　　山药可以与四季豆、扁豆、菠菜等蔬菜同炒，也可以与排骨、鸡肉、羊肉等肉类搭配做菜。山药作为高营养食品，非常适合给脾虚腹泻的孩子补充营养。

山药炒四季豆功效
- 生津益肺，呵护肠胃。
- 促进消化吸收，补脾养胃。

五彩山药虾仁功效
- 健脾止泻，补肺润燥。
- 虾仁含有丰富的蛋白质，营养全面。

山药饮食禁忌

未煮熟的山药不宜吃。

爱上火的孩子不要吃太多山药。

患有糖尿病的孩子少吃山药。

山药炒四季豆

山药 100 克，四季豆 150 克，油、盐各适量。山药去皮洗净，切片；四季豆洗净，切段。油锅烧热，加入山药片、四季豆炒熟，加盐调味即可。

四季豆熟透才可食用。

五彩山药虾仁

山药、胡萝卜、豌豆角、虾仁各 150 克，油、盐各适量。山药、胡萝卜切长条；虾仁、豌豆角洗净。油锅烧热，将以上食材同炒，加盐调味即可。

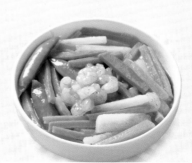

山药焯水后再炒可防止颜色变黑。

山楂

　　山楂是常吃的开胃佳品，不仅酸甜可口，还是消食的良药。明代著名医学家李时珍说山楂具有"化饮食，消肉积"的功效。中医多用炒山楂或焦山楂来帮助孩子健脾消食。

山楂可做粥、煲汤

　　山楂可与山药、大米、苹果、红枣、银耳、牛奶、菠萝等多种食材搭配，做成汤羹或粥类，味道酸甜，消食化滞，孩子比较爱吃。

营养功效
- 苹果具有润肠通便，促消化的作用。
- 山楂粥健脾和胃，养脾胃，促消化，爱积食的孩子可常吃。

如何挑选山楂
　　挑选山楂，要仔细查看表面有无裂口、虫眼。新鲜的山楂颜色较红亮，果肉质地紧实，捏起来较硬。

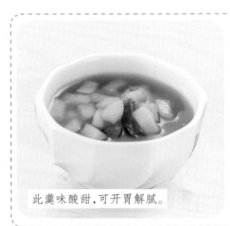

此羹味酸甜，可开胃解腻。

山楂苹果羹

山楂 2 颗，苹果半个。山楂和苹果分别洗净，山楂切片，苹果切块。锅中加水，放入山楂和苹果，煮至苹果和山楂软烂即可。

山楂粥

山楂 4~5 颗，大米 50 克。山楂洗净，去核，切成片；大米淘洗干净。锅中加适量水，放入山楂和大米，大火煮沸后转小火煮至大米熟烂即可。

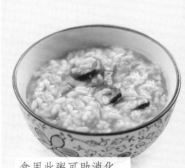

食用此粥可助消化。

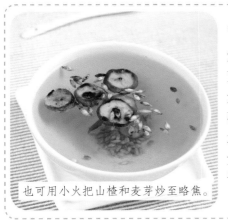

也可用小火把山楂和麦芽炒至略焦。

周大夫开讲啦

山楂麦芽汤

焦山楂 20 克，焦麦芽 35 克，红糖适量。焦山楂和焦麦芽放入砂锅中，加入适量清水，大火煮沸转小火煲 30 分钟，加红糖调味即可。

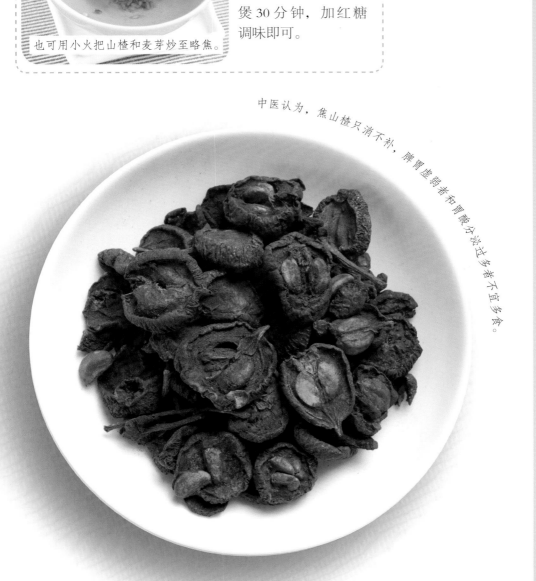

中医认为，焦山楂只消不补，脾胃虚弱者和胃酸分泌过多者不宜多食。

牛肉

　　牛肉蛋白质含量高而脂肪少，富含人体必需的氨基酸，可以强壮骨骼，促进人体生长发育。脾胃虚弱、气血不足、腰膝酸软的孩子可常食，能提高机体抗病能力。

牛肉可做粥、煲汤

　　牛肉宜搭配一些容易消化的食物，如软米饭、面条、芹菜、豆腐、鸡蛋、萝卜等，宜做粥、汤，适合脾胃虚弱的孩子食用。

营养功效
- 牛肉可补脾胃，强筋健骨，提高免疫力。
- 白萝卜可消积滞，化痰热，下气，生津，利尿通便。

如何挑选牛肉
新鲜牛肉有光泽感，红色均匀，脂肪洁白或淡黄，外表微微发干或有风干膜，不粘手，弹性好。

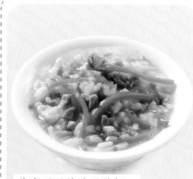
此粥可以给孩子补钙。

牛肉粥
牛肉 50 克，大米 80 克，胡萝卜、芹菜各 20 克，盐适量。大米洗净，胡萝卜切条，其余材料切丁。将所有食材放入锅中大火煮开，转小火煮熟后加适量盐即可。

牛肉萝卜汤
白萝卜 250 克，牛肉 200 克，香菜末、盐各适量。白萝卜洗净，切片；牛肉洗净，切块。将白萝卜片和牛肉块同煮，煮沸后转小火至熟，加入香菜末和适量盐即可。

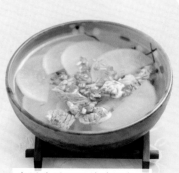
食用此汤可以补脾下气。

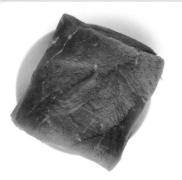

牛肉的性味归经：
牛肉性平，味甘；
归脾经、胃经。

小贴士
牛肉对生长发育及手术后、病后调养的人在补充失血和修复组织等方面特别适宜。寒冬食牛肉，可暖胃。

牛肉可做菜或羹

　　牛肉还可与西红柿、土豆、洋葱、南瓜、山药等多种蔬菜搭配，炒食或炖煮，味道鲜美，可以提高食欲，健脾益胃。也可以包饺子、烙馅饼。

西红柿炖牛腩功效
- 牛腩富含脂肪和蛋白质，可强壮身体。
- 补钙，增强免疫力。

牛肉河粉功效
- 含碳水化合物、蛋白质，可提供能量，维持大脑功能。

牛肉饮食禁忌
湿疹等皮肤病患者慎食。
肝病、肾病患者慎食。
一次不宜食用过多，不易消化。

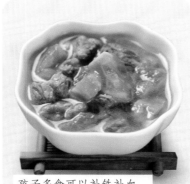
孩子多食可以补铁补血。

西红柿炖牛腩

牛腩 200 克，西红柿 2 个，油、盐各适量。西红柿、牛肉分别切块。锅里热油，下牛肉块煸炒至熟，加西红柿翻炒，再放适量水炖至牛肉熟烂后加盐即可。

牛肉河粉

河粉 50 克，牛肉 20 克，香菜末、高汤各适量。将河粉切段，煮熟冲凉；牛肉切片。高汤加入牛肉片煮熟，加入河粉稍煮，撒上香菜末即可。

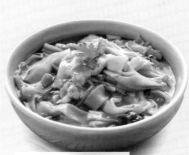
可以加些蔬菜同食。

南瓜

　　南瓜的胡萝卜素含量较高，并富含膳食纤维。南瓜所含的果胶可以保护胃肠道黏膜不受粗糙食物刺激，并能促进溃疡部位愈合，很适合脾胃虚弱的孩子食用。南瓜还含有人体必需的氨基酸及维生素，为孩子生长发育提供丰富的营养。

南瓜可做粥、煲汤

　　南瓜是比较受孩子欢迎的一种食物，将其与鸡肉、牛肉、猪肉等肉类搭配，炒菜和煮汤味道都很好。南瓜还可以与绿豆、黑豆、大米等一起搭配煮粥，能补益肝肾。

营养功效

● 黑豆可补肾养肾，健脑益智。
● 南瓜可以护眼明目，健脾胃，加强胃肠蠕动，帮助食物消化。

如何挑选南瓜

南瓜表面纹路清晰，瓜蒂呈绿色者为新鲜采摘。用手拍打南瓜，听到发闷的声音，则成熟度更高。

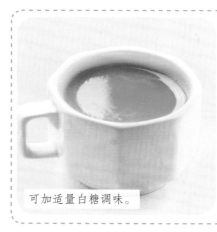

可加适量白糖调味。

南瓜黑豆浆

黑豆 60 克，南瓜 30 克。将黑豆用水浸泡 9 小时；南瓜去皮去瓤，洗净，切小块，把所有食材放入豆浆机中，打碎搅匀做成豆浆，最后过滤即可。

南瓜羹

南瓜 50 克。南瓜去皮，洗净，切成小块。将南瓜块放入锅中，倒入适量水，边煮边将南瓜捣碎，煮至稀软即可。

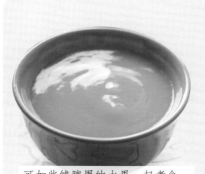

可加些健脾胃的水果一起煮食。

红枣

红枣性温味甘淡，能调百味，既能滋补养血，又能健脾益气，增强机体免疫力。红枣可以经常食用，但一次进食不可过量，否则会影响消化，造成便秘。此外，红枣糖分丰富，尤其是制成零食的红枣，若吃太多，又没有及时漱口，容易有蛀牙。

红枣可做粥、煲汤

红枣可与牛奶、莲子、梨、苹果、银耳、糯米、枸杞子等食材搭配食用，可为人体提供丰富的蛋白质、脂肪、碳水化合物和钙、磷、铁、锌及多种维生素。

红枣莲子粥

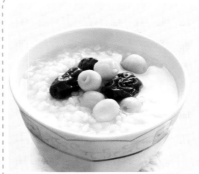

莲子有安神助眠的功效。

莲子 15 克，糯米 80 克，红枣 8 颗，白糖适量。莲子、红枣洗净；糯米浸泡 30 分钟。将糯米、莲子、红枣大火煮开后，转小火熬煮成粥，加白糖调味即可。

营养功效
- 常食红枣可益心气，补心血，润肤红颜。
- 红枣和糯米可健脾益气，百合清心安神，煮成粥可养心补血。

如何挑选红枣

优质的红枣颜色紫红、果肉饱满、裂纹少；用手捏一下，感觉比较紧实饱满的较好。

红枣百合糯米粥

糯米 50 克，百合 30 克，红枣 8 颗。糯米浸泡 30 分钟；百合、红枣洗净。将糯米、百合、红枣大火煮开后，转小火熬煮至熟即可。

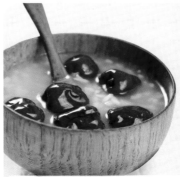

提前浸泡糯米会使口感更软糯。

润肺食物，让孩子不感冒不咳嗽

银耳

银耳药食两用，滋润而不腻滞，具有滋阴润肺、补脾开胃、益气清肠、安眠健胃、养阴清热之功效。银耳中含有多种人体必需的氨基酸，能提高基础代谢能力，促进人体生长发育。银耳还可以促进胃肠蠕动，减少脂肪吸收。

银耳可做粥、煲汤

银耳多用来做甜品或做羹汤。可搭配莲子、红枣、雪梨、苹果、糯米等食用，也可炒食或做凉菜。熟银耳忌久放。变质的银耳不可食用，以防中毒。

营养功效
- 经常食用银耳可润肺养阴，促进睡眠。
- 银耳搭配红薯能润燥清肺，生津补虚，适合阴虚火旺、食欲缺乏的宝宝。

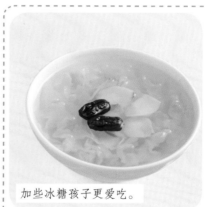
加些冰糖孩子更爱吃。

银耳百合粥

银耳1朵，鲜百合20克，红枣2颗。银耳冷水泡发，撕小朵；鲜百合洗净；红枣洗净。将三者一同放入锅中，大火煮开后转小火煮熟即可食用。

如何挑选银耳
质量上乘的银耳形状圆整，朵大而松散，肉肥厚，色泽鲜白或乳白，略带微黄，蒂头无杂质或黑斑。

红薯银耳薯

红薯1个，银耳1朵，冰糖、枸杞子各适量。红薯去皮，切小块；银耳冷水泡发，撕小朵。将红薯块、银耳、枸杞子大火煮开后转小火煮至熟透，再加入冰糖即可。

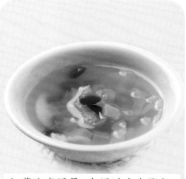
红薯注意用量，食用过多会胀气。

薏米

薏米又称薏苡仁，是生活中常吃的食物，有健脾祛湿、利水消肿等功效。中医认为薏米能"健脾益胃，补肺清热，祛风燥湿"。薏米是一种对肺、脾都非常有益的食材，而且性质温和，微寒不伤胃，益脾而不滋腻，非常适合孩子食用。

薏米可做粥、煲汤

薏米可做杂粮食用，适宜熬粥，也可以炖汤，或做成米糊等。薏米煮汤食用，有利于祛湿除风，有很好的润肺功效，还能帮助孩子排出体内的湿毒。

营养功效

- 薏米山药粥有滋补肺肾，健脾渗湿的功效。
- 枇杷润肺止咳，对儿童咳嗽有很好的缓解效果。

如何挑选薏米

新鲜的薏米有米香味，略带中药味；紧实，不易捏碎，表面有光泽，呈均匀的白色或黄白色。

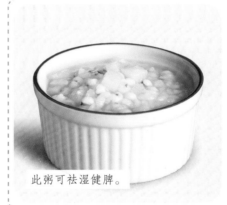
此粥可祛湿健脾。

薏米山药粥

薏米、山药各 100 克。薏米洗净；山药去皮洗净，切成丁。将两者一起放入锅中，加适量水，大火煮开后转小火，熬煮成粥即可。

枇杷薏米粥

枇杷 3 个，薏米 50 克。枇杷去皮去子，切块。锅内加适量水，放入薏米，大火煮 40 分钟，然后加入枇杷块，小火再煮 10 分钟即可。

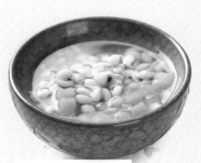
枇杷有止咳的功效。

梨

梨自古被推崇为"百果之宗"，不仅是滋味鲜美的水果，还是滋阴清热的良药，具有润肺凉心、清热降火、止咳祛痰的功效。古代医学名著说梨"生者清六腑之热，熟者滋五脏之阴"。梨或梨汁皆可以润肺生津，有益于孩子肺部和呼吸道健康。

梨可做粥、煲汤

梨直接食用或榨汁饮用都非常好，梨汤或梨水的性质更为温和，也非常适合孩子饮用。梨还可以制作梨膏，便于保存，加水后可当饮品直接饮用。

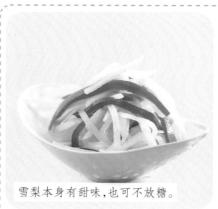

雪梨本身有甜味，也可不放糖。

营养功效
- 雪梨山楂丝既润肺又开胃，还能滋润咽喉。
- 梨清心润肺，搭配西瓜可利咽生津，清热解暑，滋阴润燥。

如何挑选梨

挑选梨的时候，首先要看外形，个大的梨果肉多；其次要选梨皮细薄、没有疤痕、梨脐周围光滑整齐的。

雪梨山楂丝

雪梨 100 克，山楂片 30 克，白糖适量。雪梨洗净，去皮，切丝；山楂片切丝。将两者一同放入碗中，撒上白糖，拌匀即可。

西瓜梨汁

西瓜、梨各 30 克，温开水 20 毫升。将西瓜洗净，去皮、去子，切块；梨洗净，去皮、去核，切块。全部食材放入搅拌机中，打匀即可。

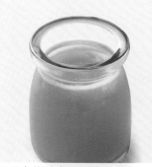

西瓜含糖量高，注意饮用量。

茼蒿

茼蒿可温脾养胃，化痰利气，中国古代药书中记载，茼蒿有"安心气，养脾胃，消痰饮"之功效。此外，茼蒿气味芬芳，可以消痰开郁，还有助于宽中理气，消食开胃，增加食欲。

茼蒿可做菜、汤饮

茼蒿含丰富的维生素、胡萝卜素以及多种氨基酸，炒食或做汤都可以提高维生素的吸收利用率。鲜茼蒿切碎绞汁食用，可润肺养胃，对失眠也有很好的疗效。

营养功效

- 茼蒿冰糖饮可化痰利气，适用于发热咳嗽，咯黄稠痰者食用。
- 茼蒿含膳食纤维较多，可助消化，对肺热、脾胃不和非常有益。

如何挑选茼蒿

春秋为茼蒿上市季节，在这两个季节吃茼蒿比较好。新鲜优质的茼蒿表面为深绿色，茎秆挺直，粗细适中。

茼蒿冰糖饮

茼蒿 100 克，冰糖适量。将茼蒿择洗干净，加水煎煮取汁，加入冰糖，分2次服用。

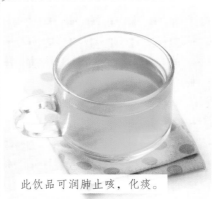

此饮品可润肺止咳，化痰。

蒜蓉茼蒿

茼蒿 100 克，蒜蓉、姜丝、盐、油各适量。茼蒿洗净切段。油锅烧热，放入蒜蓉爆香，再放入茼蒿、盐、姜丝略炒即可。

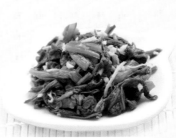

适宜大火炒，注意不要煳锅。

草莓

草莓含有丰富的维生素、矿物质和营养素，有"水果皇后"的美称。草莓性凉味甘，具有润肺化痰的作用。所含的多种有机酸和果胶类物质，能帮助消化，促进肠胃蠕动，有排毒作用。

草莓可做粥、饮品

草莓味道酸甜，是孩子喜欢的水果，可以用盐水浸泡后，洗净直接给孩子食用。还可做成粥或饮品给孩子食用。

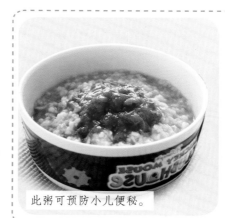

此粥可预防小儿便秘。

营养功效

- 草莓营养丰富，可以巩固齿龈，清新口气，润泽喉部。
- 草莓可润肺，排毒，促进消化，防止便秘，还能润泽皮肤。

如何挑选草莓

挑选草莓时要挑红色的，说明光照足；蒂头叶片鲜绿，说明新鲜；选形状规整的，畸形的尽量不要。

草莓麦片粥

麦片 200 克，草莓 150 克，蜂蜜适量。草莓洗净，捣碎，加入蜂蜜混合均匀。锅中加水烧热，放入燕麦片煮 2 分钟，放入草莓，稍煮即可。

草莓汁

草莓 30 克，温开水 40 毫升。将草莓洗净，去蒂，切成小块，放入搅拌机中，加温开水搅打均匀，滤出汁，晾温即可饮用。

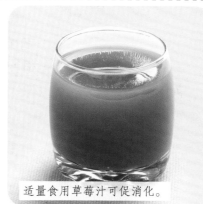

适量食用草莓汁可促消化。

核桃

　　孩子经常吃核桃有很多好处。首先，核桃含有丰富的优质蛋白，有助于提高孩子的免疫力，保持健康发育。核桃里富含磷脂，食用核桃有助于孩子补充磷脂，可以提高孩子的记忆力。核桃还富含钙，促进孩子的骨骼发育。核桃富含维生素A，有利于孩子视力的健康。

核桃可做粥、煲汤

　　核桃与百合、糯米、香蕉、银耳、冬瓜、木耳、梨等食物搭配食用，可润肺益肾，止咳平喘，适宜于干咳少痰、面色苍白、头晕目眩者食用。

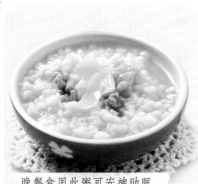

晚餐食用此粥可安神助眠。

营养功效
- 核桃能补血养气，百合能够清心安神。
- 莲藕可健脾开胃，促消化，增进食欲。

如何挑选核桃
核桃以形状肥大丰满、质干、色泽黄白者为佳，暗黄色次之，褐黄者最次。如果呈黑褐色，说明已变质了。

核桃百合粥

核桃仁、鲜百合各20克，大米50克。鲜百合洗净；大米洗净。将大米、核桃仁、鲜百合一起放入锅中，加适量水大火煮开，转小火煮至粥熟烂即可。

核桃仁莲藕汤

核桃仁15克，莲藕50克，红糖适量。莲藕洗净切片。将核桃仁、莲藕片加水放入锅中，大火煮开后，用小火慢煮至莲藕绵软，加红糖调味即可。

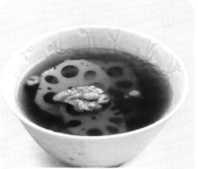

莲藕提前焯水不易变黑。

黑色食物固肾，常吃长大个

黑豆

黑豆可以补肾益脾，孩子适量吃点黑豆，不仅可以滋养五脏，维持肾脏的健康，还能促进肠胃的消化，增进食欲。另外，黑豆富含蛋白质和各种微量元素，如钙、磷、镁，可以提高身体免疫力，促进骨骼和牙齿的发育，让孩子长得高、长得壮。

黑豆可做粥、煲汤

大部分谷类都适合与黑豆煮粥，不但味道好，还可增加营养价值。黑豆一定要煮熟煮软了再给孩子吃。若孩子吃了不熟的黑豆容易造成肠胃阻塞，对肠胃不利。

营养功效
- 三豆粥可健脾，清热，补气血，能补钙补锌。
- 黑豆与桂圆、红枣同食，可健脾益肾，补气补血，安神益智。

如何挑选黑豆

正宗的纯黑豆，颗粒大小并不均匀，有大有小，颜色并不是纯黑的，有的墨黑，有的黑中泛红。

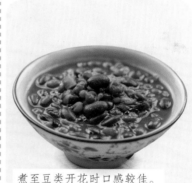
煮至豆类开花时口感较佳。

三豆粥

绿豆、黑豆、红豆、大米各30克，白糖适量。三种豆类和大米分别洗净，浸泡2小时，再一同放入锅中大火煮开，转小火煮至豆烂粥熟，加适量白糖调味即可。

黑豆桂圆红枣汤

黑豆、红枣各30克，桂圆肉10克。黑豆用清水浸泡2小时；桂圆肉、红枣分别洗净。将黑豆、桂圆肉、红枣放入锅中，大火煮沸后转小火煨1小时即可。

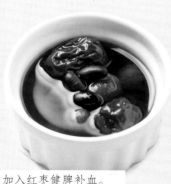
加入红枣健脾补血。

黑木耳

黑木耳不仅营养全面丰富，而且还有较高的药用价值，是药食两用食品。黑木耳中含有丰富的维生素、铁和钙等营养元素，这些都是孩子生长发育所必需的营养素，可以预防儿童缺铁性贫血。另外，黑木耳还可将消化道的杂质、毒素吸附起来排出体外，起到保护胃肠的作用。

黑木耳可做菜、煲汤

黑木耳柔软肥厚，味美可口，可与鸡蛋、豆腐、海带、黄瓜、鸡肉、猪肉、牛肉等食材同食，健康又美味。常吃黑木耳可健脑益智，并可补充蛋白质、维生素和铁、钙、钾等人体所需要的营养物质。

营养功效
- 莴苣炒木耳可补充维生素和钙，可促进孩子生长发育。
- 黄瓜含多种维生素，可以增强免疫力。

如何挑选黑木耳
优质的黑木耳卷曲自然，叶薄且无完整轮廓，叶肉均匀；干燥，不黏腻，有韧劲，不易捏碎。

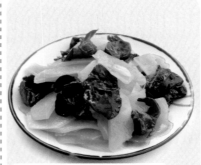
泡发的木耳最好当天食用。

莴苣炒木耳

木耳 20 克，莴苣 150 克，葱末、盐、油各适量。木耳泡发；莴苣洗净，切片。油锅烧热，葱末炝锅，放入木耳、莴苣片大火翻炒，加盐继续翻炒至熟即可。

黄瓜炒木耳

黄瓜 100 克，木耳 50 克，葱花、盐、油各适量。黄瓜洗净，切片；木耳泡发切小朵。油锅烧热，加入葱花炒香，放入黄瓜片、木耳翻炒至熟，加盐即可。

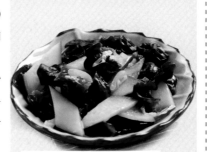
此菜可排毒，预防便秘。

板栗

板栗含有丰富的油脂、不饱和脂肪酸和矿物质、维生素 C，可以有效促进人体胃肠蠕动，改善便秘症状，同时还可以补充生长发育需要的营养素，提高机体免疫力，促进骨骼的发育和牙齿的生长。

板栗可做粥、煲汤

板栗的营养保健价值虽然高，但也要食用得法，最好在两餐之间把板栗给孩子当成零食，或做成粥、菜，而不要饭后大量吃，否则容易引起消化不良、腹泻、腹胀等症状。所以，板栗虽好吃，也要根据孩子身体的具体情况合理进食。

营养功效

- 板栗瘦肉粥可补肝益肾，健脾补血，厚补肠胃。
- 红枣板栗粥健脾胃，补气血，健脑益智，适合营养不良、贫血的儿童食用。

如何挑选板栗

选购板栗时，要选果粒饱满、无病虫害、外表有光泽、颜色呈褐色的板栗，新鲜的板栗果肉呈淡黄色。

板栗瘦肉粥

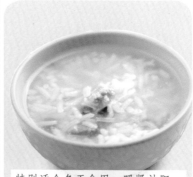

特别适合冬天食用，暖肾补阳。

猪瘦肉、板栗各 50 克，大米 100 克，盐适量。板栗去壳；猪瘦肉洗净，切片。锅中加水烧开，放入大米、板栗、猪瘦肉片，大火煮开，转小火熬煮成粥，加盐调味即可。

红枣板栗粥

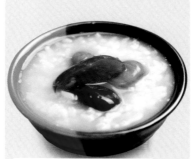

红枣能提高人体免疫力。

板栗、红枣各 8 颗，大米 100 克。板栗煮熟去皮；红枣洗净去核，对半切开；大米洗净。将所有食材放入锅中，加适量水，大火煮沸后，转小火熬煮成粥即可。

海带

　　海带富含优质蛋白，可提高自身抵抗力，增强抗病能力，强身健体。海带含碘和碘化物，孩子经常食用能预防甲状腺疾病。海带还含有丰富的钙，孩子食用能补充身体所需的钙元素，促进骨骼发育。海带所含的膳食纤维可以清除肠道内毒素，有效预防便秘。

海带可做菜、煲汤

　　海带营养价值很高，热量低，蛋白质和矿物质含量丰富，适用于拌、炖、焖、炒等烹饪方法。海带一定要炖熟烂了再给孩子吃，这样容易消化，且一次性不要给孩子吃太多。

营养功效
● 海带与排骨搭配补钙效果更好。
● 海带可以促进骨骼、牙齿生长，预防儿童缺铁性贫血。

如何挑选海带
海带以叶宽厚、色浓绿、无枯黄叶者较佳；手感松软的为变质海带，要选肉质较厚的。

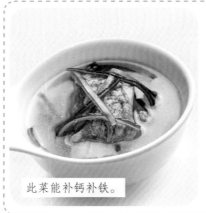

此菜能补钙补铁。

海带炖排骨

海带 250 克，猪排骨 400 克，盐适量。海带泡发，切丝；猪排骨剁块，洗净，余水。将排骨、海带放入锅中加水大火烧沸，转小火炖煮至熟烂，加盐即可。

海带炒肉丝

猪肉 100 克，水发海带 120 克，油、盐各适量。海带洗净切丝，蒸至软烂；猪肉洗净，切丝。油锅烧热，放入猪肉丝煸炒，加入海带丝、盐煸炒至熟即可。

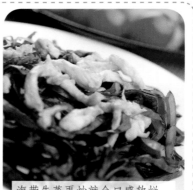

海带先蒸再炒就会口感软烂。

药补不如食补，用不同饮食满足不同需求

孩子在生长发育阶段容易缺乏某种营养元素，如缺钙、缺铁，从而引发一些疾病或影响发育。出现这种问题时，父母除了要带孩子及时检查就医，改善孩子身体状况外，还要在平时注意给孩子补充所需的营养元素，可以通过食疗的方法来补充，既健康营养，又能满足孩子身体的发育需求，预防疾病的发生。

帮助长高有诀窍

微量元素钙是骨骼、牙齿的主要成分，能够促进孩子长高，坚固牙齿。家长在给孩子补钙时，也要补充维生素 D，能更好地促进钙的吸收。

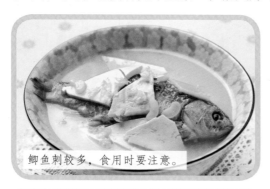

鲫鱼刺较多，食用时要注意。

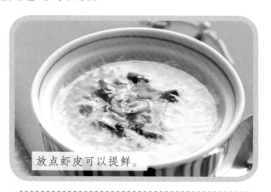

放点虾皮可以提鲜。

鲫鱼豆腐汤

用料：鲫鱼1条，豆腐50克，油、盐、葱花各适量。

做法：鲫鱼处理干净，划花刀；豆腐切块，焯水。油锅烧热，放鲫鱼煎至两面金黄，加水，大火烧10分钟，加豆腐块，烧开后转小火炖10分钟，加入适量的盐、葱花调味即可。

功效：鲫鱼富含优质蛋白和多种微量元素，豆腐富含钙，两者搭配既能补钙，还能健脾胃，增强抵抗力。

虾皮紫菜汤

用料：紫菜10克，鸡蛋1枚，虾皮、香菜、盐各适量。

做法：虾皮、紫菜洗净；紫菜切成末；鸡蛋打散。锅内加水煮沸后，淋入鸡蛋液，下紫菜末、虾皮，烧开后加盐、香菜调味即可。

功效：虾皮富含钙和优质蛋白质，紫菜中含有丰富的膳食纤维及矿物质，孩子常喝此汤可预防骨质疏松症和缺铁性贫血。

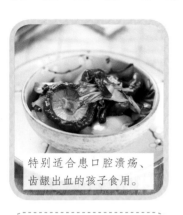

特别适合患口腔溃疡、齿龈出血的孩子食用。

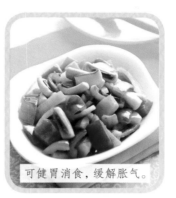

可健胃消食，缓解胀气。

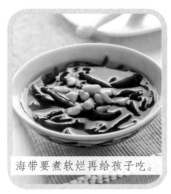

海带要煮软烂再给孩子吃。

香菇油菜

用料： 油菜 100 克，香菇 5 朵，油、盐各适量。

做法： 油菜洗净，切段；香菇洗净。锅里加入适量水烧开，放入油菜焯水，捞出装盘。油锅烧热，加入香菇、盐翻炒，大火收汁后，把香菇浇在摆好的油菜上即可。

功效： 蔬菜中油菜的补钙效果较好，因为油菜中不仅含有丰富的钙，而且含有大量的矿物质和维生素，可促进钙的吸收。

洋葱炒鱿鱼

用料： 鲜鱿鱼段 100 克，洋葱 30 克，青椒、红甜椒、黄甜椒各 20 克，油、盐各适量。

做法： 鲜鱿鱼洗净，放入水中余烫，捞出；洋葱、青椒、红甜椒、黄甜椒切块。油锅烧热，放入所有食材翻炒，加盐炒匀即可。

功效： 鱿鱼可补虚养气，有改善肝脏功能，增强人体免疫力的作用。

松仁海带汤

用料： 松仁 20 克，海带 50 克，高汤适量。

做法： 海带切成细丝。锅中放入高汤、松仁、海带丝，大火煮沸后，转小火煨熟即可。

功效： 海带的含碘量较高，能健脑益智。松仁可促进孩子骨骼和牙齿的发育，还能补脑健脑，提高免疫力。

钙＋镁一起补，孩子发育好

钙、镁都是孩子生长发育必不可少的元素，而镁有助于钙的吸收，同时能防止钙在软组织中沉积，造成结石，所以钙、镁要一起补。一般来说，海产品、奶制品、肉蛋类都富含钙元素，全麦制品、大豆、坚果、青菜、菇类、洋葱等食物富含镁元素，家长可以互相搭配制作出美味菜肴给孩子食用。

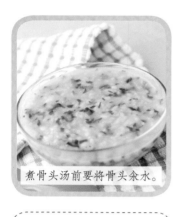

煮骨头汤前要将骨头焯水。

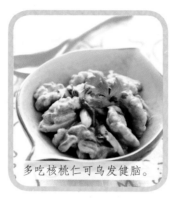

多吃核桃仁可乌发健脑。

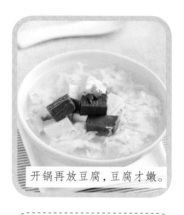

开锅再放豆腐，豆腐才嫩。

骨汤菜肉粥

用料： 青菜 50 克，瘦肉 30 克，大米 100 克，骨头汤、盐、油各适量。

做法： 青菜洗净切碎；瘦肉剁成肉末。油锅烧热，放葱末与肉末炒熟备用。另起锅倒入骨头汤和大米一起煮粥，粥成时倒入肉末及青菜碎，加盐，煮熟即可。

功效： 骨头汤含有钙，用它来煮粥味道鲜美，而且补钙补镁。

鲜蘑核桃仁

用料： 鲜蘑 100 克，核桃仁 20 克，盐、白糖、鸡汤、香油、水淀粉、香菜各适量。

做法： 鲜蘑切成块，备用。锅置火上，加入鸡汤、鲜蘑块、盐、白糖后，大火烧开，再加入核桃仁，煮熟后，用水淀粉勾芡，淋上香油，撒上香菜即可出锅。

功效： 此菜可促进孩子骨骼发育，保护视力，还能健脑益智。

鸡血豆腐汤

用料： 鸡蛋、鸡血各 50 克，豆腐 80 克，骨头汤、小葱、盐各适量。

做法： 鸡蛋打散备用；鸡血、豆腐切小块；小葱切末。骨头汤煮开，放入豆腐、鸡血，大火煮开后转小火，加少许盐，淋入蛋液，关火后撒上葱末即可。

功效： 鸡血、豆腐含有丰富的钙，口感又软又嫩，非常适合孩子食用。

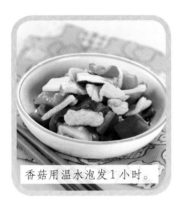

香菇用温水泡发1小时。

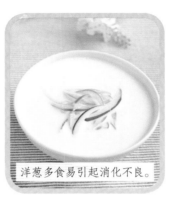

洋葱多食易引起消化不良。

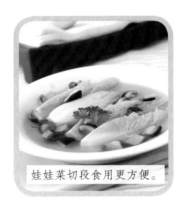

娃娃菜切段食用更方便。

香菇鸡片

用料： 鸡胸肉、红甜椒各30克，香菇20克，油、盐、高汤各适量。

做法： 香菇、红甜椒、鸡胸肉分别切片。油锅烧热，放入鸡胸肉炒至变色，盛出；另起锅倒入适量油，放香菇片和红甜椒片翻炒，炒软后放入少许高汤烧开，再放盐，倒入鸡胸肉片再次翻炒，大火收汁即可。

功效： 此菜有健胃消食，行气止痛的作用。

牛奶洋葱汤

用料： 鲜牛奶100毫升，洋葱30克，橄榄油、盐各适量。

做法： 洋葱切丝，用橄榄油炒香，加适量水，大火煮沸后，转小火慢熬；待洋葱丝软烂后，加入鲜牛奶煮沸，加盐调味即可。

功效： 牛奶可补虚损，滋养脾胃；洋葱富含膳食纤维，可润肠通便。

香菇娃娃菜

用料： 娃娃菜100克，香菇50克，高汤、香菜、姜片、盐、白糖、油各适量。

做法： 香菇泡发切丁；娃娃菜竖切。油锅烧热，爆香姜片，加入高汤煮沸，放入娃娃菜、香菇丁煮10分钟，加入盐、白糖调味，盛出点缀香菜即可。

功效： 娃娃菜鲜甜，香菇鲜嫩，含有丰富的膳食纤维及微量元素，具有较高的营养价值。

好视力吃出来

含有维生素 E、硒、胡萝卜素、核黄素等的食物，如鸡肝、猪肝、枸杞子、鳗鱼等都有助于保护孩子视力。孩子视力出现问题时，忌食辛辣刺激和油腻食物。

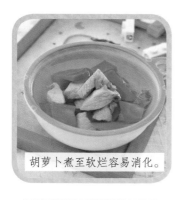
胡萝卜煮至软烂容易消化。

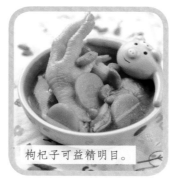
枸杞子可益精明目。

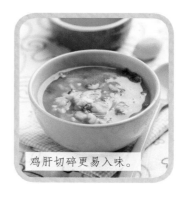
鸡肝切碎更易入味。

胡萝卜瘦肉汤

用料：胡萝卜 100 克，猪瘦肉 50 克，高汤、盐、葱花、油各适量。

做法：猪瘦肉洗净，切丁，余去血水；胡萝卜洗净，切成小块。油锅烧热，加入猪瘦肉炒至六成熟，然后加入胡萝卜块同炒，倒入高汤，小火煮至熟烂，加盐调味，撒上葱花即可。

功效：胡萝卜富含维生素 C、胡萝卜素和粗纤维，能消食化滞，排除胀气，解毒消热，保护视力。

枸杞子鸡爪汤

用料：鸡爪 100 克，枸杞子、胡萝卜、盐各适量。

做法：鸡爪洗净；胡萝卜切片。将鸡爪放入沸水中余一下，和胡萝卜片、枸杞子一起倒入锅内，加热水，再放入盐，大火炖；隔段时间搅拌一下，防止鸡爪粘锅，炖熟即可。

功效：此汤中枸杞子和胡萝卜都有明目的功效，孩子经常食用此汤可保护视力。

鸡肝绿豆粥

用料：鸡肝 15 克，绿豆 10 克，大米 30 克。

做法：鸡肝浸泡，洗净，余水后切碎；绿豆浸泡 1 小时；大米淘洗干净。将大米、绿豆放入锅中，加适量水，大火煮沸，放入鸡肝，同煮至熟即可。

功效：鸡肝中富含维生素和铁、锌、硒等多种矿物质，孩子吃了既养眼护脑，又能增强体质。

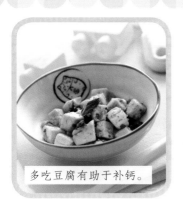

多吃豆腐有助于补钙。

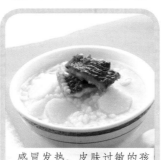

感冒发热、皮肤过敏的孩子不宜食用鳗鱼。

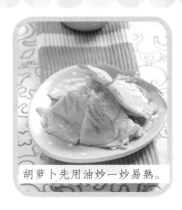

胡萝卜先用油炒一炒易熟。

花样豆腐

用料： 豆腐 50 克，熟鸡蛋黄 30 克，青菜、油、盐各适量。

做法： 豆腐切成小块；青菜切碎；熟鸡蛋黄压成泥。油锅烧热，倒入蛋黄泥炒散，放入豆腐块炒熟，再放入青菜末炒熟即可。

功效： 鸡蛋黄中含有丰富的蛋白质、多种维生素和矿物质，对孩子大脑和身体的发育非常有益处，可以说是天然的保健品；而豆腐可以补脾胃，改善食欲不振。

鳗鱼山药粥

用料： 熟鳗鱼肉 30 克，大米、山药各 50 克。

做法： 熟鳗鱼肉去刺，切片；大米浸泡 1 小时；山药去皮洗净，切片。将大米、山药片放入锅中，加适量水大火煮沸，转小火煮成粥，再加入熟鳗鱼片略煮即可。

功效： 鳗鱼中含有维生素、钙、蛋白质等多种营养物质，不仅可以保护视力，还有补钙、补铁、促进孩子大脑发育等多种功效。

鸡蛋胡萝卜饼

用料： 胡萝卜 50 克，鸡蛋 100 克，牛奶 10 毫升，全麦面粉、油、盐各适量。

做法： 胡萝卜切成细丝；鸡蛋搅拌均匀，加入牛奶和过筛的全麦面粉；再将胡萝卜丝放入鸡蛋面粉糊中，加少量盐，搅拌均匀。油锅烧热，将蛋液面糊倒入，摊平煎熟即可。

功效： 胡萝卜搭配鸡蛋食用，可以保护视力，促进孩子的生长发育。

锌 + 蛋白质，提高孩子免疫力

锌是孩子生长发育必需的元素，用食物补锌是家长一定要牢记的营养原则之一。补锌的食物有很多，家长要选择含量高且适合孩子吃的食物，如鱼类含锌量较高，猪肉、猪肝、鸡肉、牛肉等也含有一定量的锌。

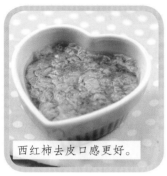
西红柿去皮口感更好。

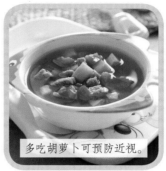
多吃胡萝卜可预防近视。

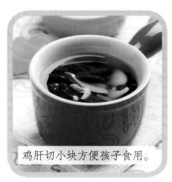
鸡肝切小块方便孩子食用。

西红柿鳕鱼泥

用料： 鳕鱼肉 100 克，西红柿 50 克，淀粉、黄油各适量。

做法： 鳕鱼肉剁成泥，加淀粉拌匀；西红柿洗净去皮，用搅拌机打成泥；黄油放入锅中，中火加热至融化，倒入打好的西红柿泥炒匀，再将鳕鱼泥放入锅中，快速搅拌，炒至鱼肉熟即可。

功效： 鳕鱼中含有丰富的蛋白质和钙、铁、锌等多种矿物质，而且脂肪含量较低，有利于孩子的生长发育，提高孩子智力。

胡萝卜牛肉汤

用料： 牛肉 100 克，胡萝卜、西红柿各 50 克。

做法： 牛肉氽水，捞出切小块；西红柿、胡萝卜洗净切成丁。将牛肉块、西红柿丁放入锅中，加适量水，大火煮开后炖 10 分钟，转小火煮 1 个小时，再加胡萝卜丁煮至软烂即可。

功效： 牛肉中富含蛋白质和锌，孩子经常吃身体长得壮。搭配胡萝卜，还能补充维生素，提高免疫力，保护视力。

鸡肝菠菜汤

用料： 鸡肝 50 克，菠菜 80 克，盐适量。

做法： 将鸡肝洗净，切片；菠菜择洗干净，切成小段，用开水焯一下，捞出，沥水。锅内加水，烧沸后下入鸡肝片，再次烧开后撇去浮沫，放入菠菜段煮至熟，加盐调味即可。

功效： 鸡肝和菠菜中都含有丰富的维生素和铁，可以提高孩子的免疫力，少生病。

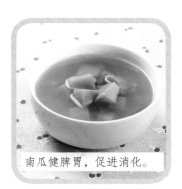

南瓜健脾胃，促进消化。

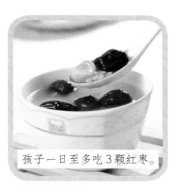

孩子一日至多吃3颗红枣。

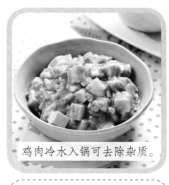

鸡肉冷水入锅可去除杂质。

胡萝卜南瓜汤

用料：胡萝卜、南瓜、西红柿各50克，高汤适量。

做法：胡萝卜洗净，切块；南瓜洗净，去皮，去瓤，切块；西红柿洗净，去皮，切块。锅中倒入少许高汤，放入南瓜块、胡萝卜块和西红柿块，大火煮至熟即可。

功效：此汤富含维生素和氨基酸，可以保护孩子视力；南瓜中含有的多种营养物质，对增强孩子的免疫力起着重要作用。

板栗红枣粥

用料：板栗30克，红枣、大米、玉米粒、白糖各适量。

做法：板栗放入冷水锅中煮熟，趁热去壳和膜；红枣泡软后去核；玉米粒洗净。在锅中加入大米和适量水，大火煮至米熟后加白糖、板栗、红枣、玉米粒，再次烧沸后转小火煮5分钟即可。

功效：此粥清热祛湿，健脾益胃，对体质肥胖而大便稀溏的孩子尤其适宜。

虾酱鸡肉豆腐

用料：南豆腐80克，鸡肉30克，虾酱、葱末、盐、香油、油各适量。

做法：南豆腐切丁；鸡肉煮熟，切碎。油锅烧热，放虾酱、葱末爆香，然后放入豆腐丁、鸡肉碎，大火快炒，加盐调味；待豆腐炒至干松，放入香油即可。

功效：鸡肉含有磷脂类物质，且蛋白质的含量很高，孩子吃了可补锌健脑。

预防贫血这样吃

要预防孩子贫血，维生素 C 和铁要一起补。鸡肝、牛肉、菠菜等都是含铁量高的食物，再搭配西红柿、胡萝卜、南瓜等富含维生素 C 的食物，可以促进铁的吸收。

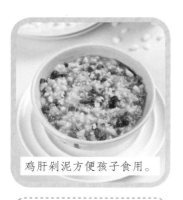

鸡肝剁泥方便孩子食用。

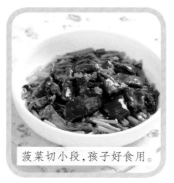

菠菜切小段，孩子好食用。

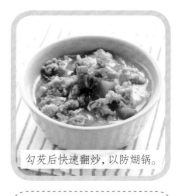

勾芡后快速翻炒，以防煳锅。

鸡肝粥

用料：大米 30 克，鸡肝 25 克，盐、葱花各适量。

做法：鸡肝洗净，入水余熟后切末；大米洗净浸泡 30 分钟。将大米入锅，加水煮粥，熟后加入鸡肝末、葱花、盐稍煮即可。

功效：鸡肝维生素 A 含量较高，具有营养保健功能，是理想的补血佳品。

牛肉炒菠菜

用料：牛里脊肉、菠菜各 50 克，葱末、姜末、盐、油各适量。

做法：牛里脊肉切片；菠菜洗净焯烫，沥干，切段。油锅烧热，放入姜末、葱末煸炒，再放入牛肉片，大火快炒后盛出；将余油烧热后，放入菠菜、牛肉片，快速翻炒，放盐调味，撒上葱末即可。

功效：牛肉和菠菜都富含铁，孩子吃了不仅可补铁补血，还能增强体质。

南瓜肉末

用料：南瓜 50 克，猪肉末 20 克，水淀粉、盐、葱花、油各适量。

做法：南瓜洗净，切丁，放碗内蒸熟。油锅烧热，放入猪肉末炒熟，用水淀粉勾芡，加盐调味，翻炒几下后盛出，淋在南瓜上，撒上葱花即可。

功效：此菜含有丰富的维生素 C 和蛋白质，适合调理孩子贫血。

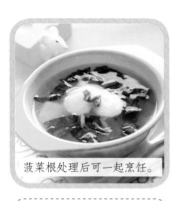

菠菜根处理后可一起烹饪。

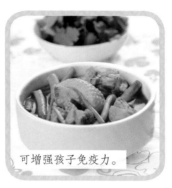

可增强孩子免疫力。

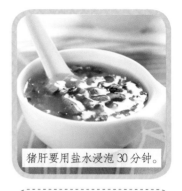

猪肝要用盐水浸泡 30 分钟。

山药菠菜汤

用料： 山药 50 克，菠菜 30 克，盐、香油、葱花各适量。

做法： 山药去皮，切片；菠菜洗净，切段，焯水，沥干。锅中倒水烧沸，放入山药煮 20 分钟，再放菠菜段煮熟，加入盐调味，滴入香油，撒上葱花即可。

功效： 山药有调理肠胃的作用，菠菜富含类胡萝卜素、各种维生素以及铁、钙，可补血补钙。

小鸡炖蘑菇

用料： 童子鸡 200 克，干榛蘑 70 克，小香葱、蒜瓣、盐、生抽、白糖、油各适量。

做法： 童子鸡洗净，剁小块；干榛蘑用温水泡发；小香葱洗净，切段。油锅烧热，放鸡块翻炒至变色，下蒜瓣、小香葱，加盐、生抽、白糖翻炒，再加入适量开水，汤汁沸腾后，放榛蘑一起炖至鸡肉熟烂即可。

功效： 蘑菇和鸡肉都是含钙、铁较多的食材，既好吃，又能补铁补血。

三色肝末

用料： 猪肝 25 克，西红柿、胡萝卜、菠菜各 20 克，高汤适量。

做法： 猪肝洗净，切小片；西红柿、胡萝卜分别洗净，切丁；菠菜洗净焯水切碎。将猪肝片、西红柿丁、胡萝卜丁放入锅内，加入高汤，煮熟，最后加入切碎的菠菜，稍煮即可。

功效： 猪肝和菠菜都富含铁，再搭配富含维生素 C 的胡萝卜和西红柿，可促进铁的吸收，不仅可预防贫血，还能提高免疫力。

润肺

清肺经

清肺经有宣肺理气，清热的作用，可缓解咳嗽气喘、虚寒怕冷、感冒发热、痰鸣等症状。

养胃

健脾

清胃经

清胃经有和胃降逆，清热泻火的作用，可缓解呕吐、嗳气、消化不良、食欲缺乏等症状。

补脾经

补脾经能健脾胃，补气血，可缓解脾胃虚弱引起的腹泻、食欲缺乏、消化不良等症状。

养肝

清肝经

清肝经有平肝泻火，解郁除烦，息风镇惊之功，常用于缓解烦急、目赤、口苦、咽干等症状。

补肾

补肾经

补肾经有壮命门之火，固涩下元的作用，可缓解先天不足、久病体虚、肾虚腹泻、遗尿等症状。

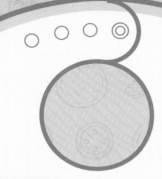

第三章

小儿推拿，妈妈养护孩子的好帮手

　　孩子身体比较柔弱，相对于打针吃药而言，小儿推拿更易被宝宝接受。因此，小儿推拿既是适合儿童的良好治病方式，也是较好的预防保健方式。

　　小儿肌肤柔弱，耐受力差，只需要轻柔的推拿就能达到不错的效果。本章详细介绍了小儿推拿的几种常用手法，家长可参照学习，给孩子揉一揉，按一按，增强抵抗力，少生病，身体棒。

小儿的穴位与大人不同

　　小儿推拿能够增强孩子身体免疫力，提高睡眠质量，是一种非常好的防病治病疗法。虽然小儿推拿的原理和成人推拿的原理一样，都是以刺激穴位和疏通经络作为治病、保健的基础，在不同的穴位、经络部位施以不同的推拿手法，有调节脏腑、经络、气血的功能，达到防病、治病、强身健体的目的。但是小儿推拿有其特殊性，一些穴位是小儿特有的。

成人推拿攒竹穴，小儿称为"推坎宫"

　　小儿推拿中的一些经络穴位在应用方面和成人推拿有相同之处，比如太阳、人中、关元、足三里等穴；也有与成人推拿截然不同的穴位，比如成人的攒竹穴，小儿称为"坎宫"，在小儿推拿中使用分推法，称为"推坎宫"。

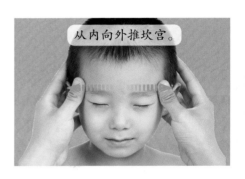
从内向外推坎宫。

小儿的 5 个手指分别对应脾、肝、心、肺、肾

　　小儿的手指头分别与脾、肝、心、肺、肾密切相连，大拇指对应脾经，食指对应肝经，中指对应心经，无名指对应肺经，小指对应肾经。推拿小儿的 5 个手指就可以起到调理五脏的效果。

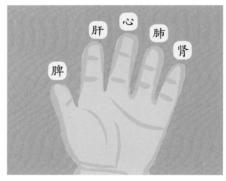
脾　肝　心　肺　肾

小儿穴位不光是点状穴位，还有线状和面状穴位

　　小儿特定穴位分布在小儿全身各处，既有点状穴位，也有线状穴位，还有片状穴位，如小天心、一窝风、二扇门等都是点状穴位，三关、天河水、六腑、坎宫等是线状穴位，腹部、板门、胁肋是面状穴位。

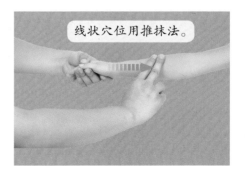
线状穴位用推抹法。

学会取穴的基本技巧

小儿推拿的取穴方法与成人推拿的取穴方法类似，分为体表标志法、折量分寸法、指量法三种。在这些取穴方法中，体表标志法较为常用，而且较简便好学。

体表标志法

利用五官、毛发、乳头、肚脐、骨节或肌肉的凹陷与凸起等作为取穴标志。例如两乳中间取膻中，脐下取关元，两眉中间取印堂等。

折量分寸法

折量分寸法是将人体不同的部位规定成一定的长度，折成若干等份，称为1寸。举个简单的例子，不管成人还是小儿，手腕横纹到手肘横纹这段距离都规定为12寸，把这段距离划分成12等份，每份就是取穴中的1寸。这种方法用来对照穴位图时具有精确性和方便性。

指量法

这里的指量法是指用小儿之指，而非成人之指。

拇指同身寸：取拇指指关节横量作为1寸。

中指同身寸：以中指中节屈曲时内侧两端横纹间作为1寸。

此外，取穴有一个重要原则为"穴者，陷也"。意思是大多数穴位不是鼓起来的，而是凹陷下去的，这是取穴的关键所在。

折量分寸法

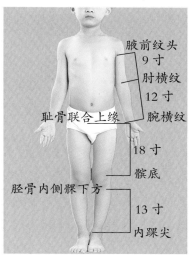

腋前纹头
9寸
肘横纹
12寸
耻骨联合上缘
腕横纹
18寸
髌底
胫骨内侧髁下方
13寸
内踝尖

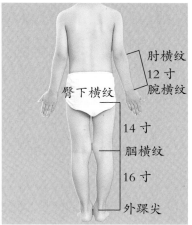

肘横纹
12寸
腕横纹
臀下横纹
14寸
腘横纹
16寸
外踝尖

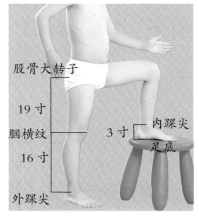

股骨大转子
19寸
腘横纹
3寸
内踝尖
足底
16寸
外踝尖

小儿推拿基本手法
推法

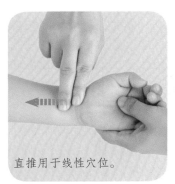

直推用于线性穴位。

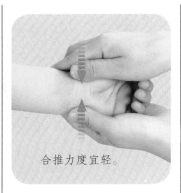

合推力度宜轻。

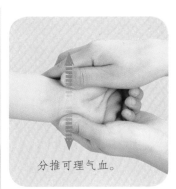

分推可理气血。

直推法

操作手法

从某一个点推向另一点，为单方向直线运动。用于线性穴位，如开天门、推坎宫、清天河水等。向心为补，为升，为温；离心为泻，为降，为清。顺纤维直推为理筋整复手法，多用于小儿筋伤。

- - - - - - - - - - - - - - - - - - - -

推拿要诀

① 拇指，或并拢的食指、中指，或食指、中指、无名指三指，紧贴皮肤。沉肩、垂肘，轻快推动。

② 频率多在200次/分钟。

③ 要求顺穴位、顺经络、顺纤维、顺趋势。

合推法

操作手法

同时从两侧向中央推叫合推法，也称合阴阳。与分阴阳刚好相反，能固守气血。分为起式，合为收式。

- - - - - - - - - - - - - - - - - - - -

推拿要诀

① 两侧用力对称，部位对称，速度均一。

② 轻快而不滞，频率多在120~200次/分钟。

③ 头面、手腕、背部多用拇指，腹部可用拇指、多指，或大鱼际。

分推法

操作手法

同时从中央向两边推叫分推法，即分阴阳，多用于起式，能分别阴阳，分理气血，激活经络与穴位，还能消积导滞，化痰行气，消胀止痛。

- - - - - - - - - - - - - - - - - - - -

推拿要诀

① 两侧用力对称，部位对称，速度均一。

② 轻快而不滞，频率多在120~200次/分钟。

③ 头面、手腕、背部多用拇指，腹部可用拇指、多指，或大鱼际。

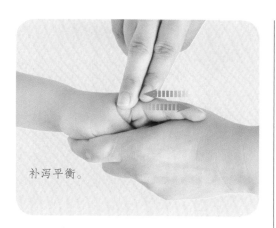

补泻平衡。

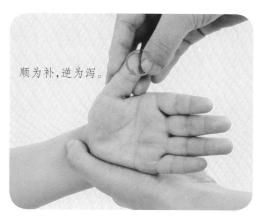

顺为补，逆为泻。

来回推法

操作手法

　　从起点推向终点后，又从终点推回到起点。单独直推存在方向性，向心为补，离心就为泻，来回推即补泻平衡。小儿推拿将此称为调，或称平补平泻，如调大肠等。当分不清寒热虚实，或单独清或补恐有不适时，最好运用此法。

- -

推拿要诀

① 拇指，或并拢的食指、中指，或食指、中指、无名指三指，紧贴皮肤。沉肩、垂肘，轻快推动。
② 频率多在 200 次 / 分钟。

旋推法

操作手法

　　旋是回旋，推有移位。一手固定手腕，另一手食指、中指、无名指托扶孩子手指背，拇指盖住其指腹，然后顺时针或逆时针回旋推动。顺时针为补，逆时针为泻。只用于手指螺纹面，如补脾经、补肾经、清肺平肝、心肝同清。

- -

推拿要诀

① 前臂摆动，手腕放松，蓄力于指，力度稍重，皮动肉也动。
② 频率较快，可达 160~260 次 / 分钟。旋推轨迹多为圆形。
③ 轻快推动，要求沉肩、垂肘、悬腕。

摩法

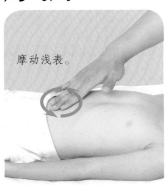

摩动浅表。

操作手法

　　用较轻的力做环形运动称为摩法。可分为单指摩、多指摩和掌摩。古人谓缓摩为补，急摩为泻。顺时针摩腹通便，逆时针摩腹止泻。摩囟门、摩中脘、摩关元、摩脐等为温补，用于体虚。

推拿要诀

① 紧贴皮肤，力度较轻，速度均匀，皮动肉不动。
② 食指、中指、无名指三指摩时，手指应并拢。

运法

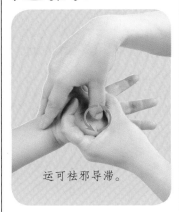

运可祛邪导滞。

操作手法

　　由此往彼的弧形或环形运动。用于弧形和圆形穴位。用拇指指腹或食指、中指、无名指三指指腹操作。能平衡起点与终点关系，如运土入水、运水入土。也是祛邪导滞的重要方法，如运中脘、运太阳、运腹。因其摩擦产热，也适用于寒证，如运丹田。

推拿要诀

① 动作流畅，不要转折、中断或停止。
② 弧形运作可始终沿一个方向，也可来回运作。
③ 宜轻不宜重，宜缓不宜急，频率保持在80~120 次 / 分钟。

揉法

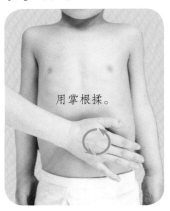

用掌根揉。

操作手法

　　吸定基础上的回旋运动称揉法。临床有拇指、多指（分开与并拢）揉，掌根揉和鱼际揉等。指揉法多用于穴位，常与点、按、振等法固定结合，形成 3 揉或 5 揉 1 点（按、振）的定式，刚柔相济。掌揉法多用于腹部，消散力强，是治疗孩子腹痛、腹胀、便秘等的重要方法。鱼际揉在面部运用较多。揉法柔和舒适，孩子最能放松。

推拿要诀

① 指、掌下吸定，不得移动，皮动肉也动。
② 沉肩、垂肘，腕部放松。

按法

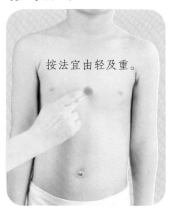

按法宜由轻及重。

操作手法

　　稍大面积的垂直下压为按法。有指按和掌按，多用指腹和掌根。指按法接触面积小，刺激较强，适用于全身各部穴位及痛点。掌按法接触面积大，压力大，适用于腰背、脊柱和腹部。按法是温补法，如按肾俞可散寒邪，适用于虚寒证。按法向下用力有消散之功，如按脘腹部可用于便秘、腹胀等。

- - - - - - - - - - - - - - - - - - -

推拿要诀

① 指或掌着力，先轻渐重，由浅入深，以感到酸胀为度。

② 至孩子局部酸、麻、胀、痛时，可适当停留数秒，放松，再按。

掐法

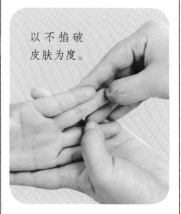

以不掐破皮肤为度。

操作手法

　　掐以甲入。甲是指甲，入为刺入，即以指甲刺入皮肤，又称切法、爪法、指针法。急救醒神，如掐人中、掐攒竹、掐合谷、掐涌泉等。借其强刺激发汗祛邪，用于外感，如掐耳后高骨。中病即止，严格控制次数，不宜作为常规手法。

- - - - - - - - - - - - - - - - - - -

推拿要诀

① 快进快出，垂直施力。

② 不要掐破皮肤。

捣法

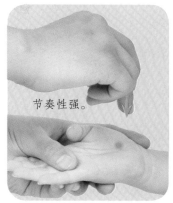

节奏性强。

操作手法

　　节奏性敲击穴位的方法叫捣法。可用屈曲的中指指端，或以食指、中指二指屈曲的指间关节髁击打。主要用于点状穴区，特别是四肢关节处，能活络通关，镇惊定志，如捣小天心。用于头部、额部，嘣嘣声响，能醒脑开窍。用于小儿遗尿、小儿抽动秽语综合征、小儿多动及鼻炎、耳鸣耳聋等。

- - - - - - - - - - - - - - - - - - -

推拿要诀

① 瞬间作用，快落快起，节奏感强。

② 孩子穴区太小，应注意部位的固定和击打的准确性。

拿法

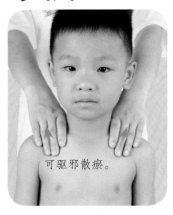

可驱邪散瘀。

操作手法

捏而提起谓之拿。以拇指与食指、中指（三指拿）或与其余四指（五指拿）相对捏住一定部位，向上提起。是放松手法，具有疏通经络，活血化瘀之功，用于肢体疼痛、强直，肩背酸楚等。方向为向上向外，有升提气机，发散外邪的作用。腹部拿法减肥助消化，提拿肚角，有良好的镇痛效果。

推拿要诀

① 沉肩、垂肘，朝后上方拿起。

② 两手同时或交替拿起，快拿快放，节奏感强。

捏挤法

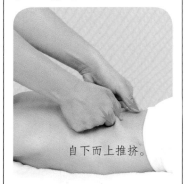

自下而上推挤。

操作手法

以两手拇指、食指二指对称置于穴位四周，同时用力向穴位中央推挤称捏挤法。强刺激手法，其刺激量比常规推拿手法强，用于孩子发热、中暑、神昏、感冒等。消导之力较强，用于积滞、痰浊、流涎、肥胖等。

推拿要诀

① 两手四指对称，捏挤时向中央发力。

② 手指在皮肤表面并无摩擦，而是推挤皮下组织。

搓法

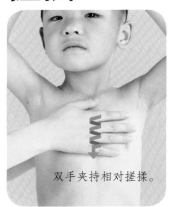

双手夹持相对搓揉。

操作手法

夹持基础上来回运动为搓法。其法用双手掌夹持孩子一定部位，相对用力，快速搓揉，并做上下往返移动。运用于柱状部位，如上肢、下肢、胸廓和胁肋等。用于四肢能活血化瘀，放松肢体。用于胸廓和胁肋能顺气，化积化痰，消痞散结。

推拿要诀

① 夹持松紧适度。

② 双手用力均衡。

③ 搓动快，移动慢。

捻法

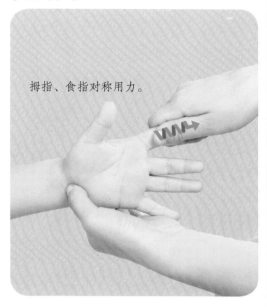

拇指、食指对称用力。

操作手法

　　夹持搓揉谓之捻。适用于手指、足趾，能舒筋活络，畅通气血，用于指趾损伤、疼痛等。先捻耳，再依次捻手指与脚趾，是重要的调节心神、健脑益智之法，用于小儿脑瘫、小儿语言障碍、耳鸣耳聋、小儿多动症等。

- -

推拿要诀

① 拇指、食指对称着力夹持肢体。
② 快速搓揉，缓慢移动，动作自然连贯。

振法

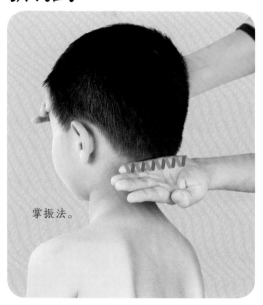

掌振法。

操作手法

　　以高频率振颤肢体或穴位的方法称振法。可用掌振（含小鱼际振）和指振，先点按，后振颤，振颤可产生机械波，有利于点按刺激纵向深透和横向扩散。振颤使原有刺激变得柔和。频率很高，有消散之功。于肢体可通经活络，镇痛消炎；于脘腹能消积导滞，消痞散结；于小腹和腰骶可导引元气，以温补见长。

- -

推拿要诀

① 指或掌吸定于某一部位或穴位，前臂强直性收缩，细微振颤。
② 蓄力于掌或指，形神合一。

黄蜂入洞

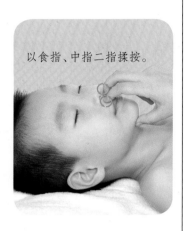

以食指、中指二指揉按。

操作手法

　　左手扶孩子头部，右手食、中二指指端轻揉孩子两鼻孔（实际操作多揉于鼻孔下方）20~30 次。

- -

功效

　　可发汗，宣肺，通鼻窍。用于感冒风寒、鼻塞流涕、恶寒无汗等。

打马过天河

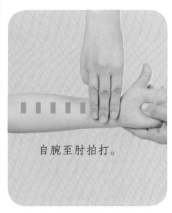

自腕至肘拍打。

操作手法

　　一手拇指按于内劳宫，另一手食指、中指二指或食指、中指、无名指三指并拢，从腕横纹循天河向上拍打至肘横纹，以红赤为度。

- -

功效

　　可退热，活络。用于高热、烦渴，及手臂痛和关节不利等。

水底捞明月

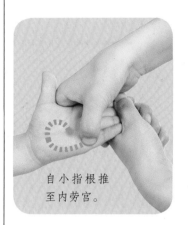

自小指根推至内劳宫。

操作手法

　　一手握持手掌，另一手拇指自小指根起，沿小鱼际推至小天心，转入内劳宫处，做捕捞状，后一拂而起，30~50 次。亦可将冷水滴入孩子掌心，以拇指或中指指端旋推，边推边吹凉气。

- -

功效

　　性寒凉。用于小儿发热、心烦及各种热证。

抱肚法

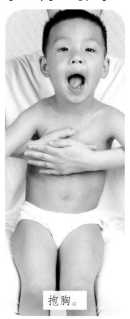

抱胸。

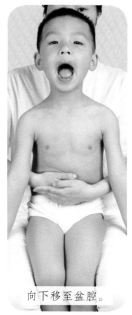

向下移至盆腔。

操作手法

　　抱孩子同向坐于大腿上。双手从孩子腋下插入置于胸前，双手掌重叠，掌心向后，联手向后尽力挤压，同时配合挺胸、挺腹。从胸腔逐渐向下至盆腔为1遍，操作5~10遍。

- -

功效

　　通调三焦，可宣肺，排浊，降气，通便。用于咳嗽、胸闷、腹胀、便秘、反复感冒等症。

开璇玑

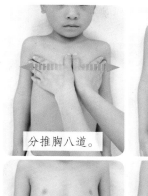

分推胸八道。

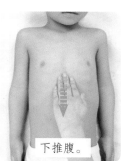

下推腹。

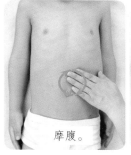

摩腹。

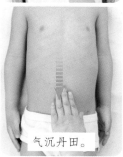

气沉丹田。

操作手法

　　①**分推胸八道：**用两手拇指或四指，同时自璇玑而下，依次从正中心，分推至季肋部8次。

　　②**下推腹：**两手交替从鸠尾向下经中脘直推至肚脐10余次。

　　③**摩腹：**以肚脐为中心顺时针摩腹1~2分钟。

　　④**气沉丹田：**从肚脐下推至耻骨联合1分钟。

- -

功效

　　通调三焦，可宽胸理气，降气化痰，和胃止呕。用于胸闷咳喘、痰鸣气急、胃痛、恶心呕吐、腹痛腹泻、便秘等。

健脾和胃推拿手法 强健脾胃

脾胃为后天之本，气血生化之源，百病皆由脾胃衰而生也。小儿脾常不足，所以应注意饮食，做好脾胃保健，养护脾胃是防病保健的根本。饮食上注意三餐要规律，不可让孩子暴饮暴食。多吃健脾胃的食物，忌食过酸、过甜、过咸的食物。推拿保养脾胃一般在空腹时进行。

补脾经

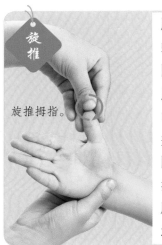

旋推

旋推拇指。

脾经位于拇指螺纹面。右手固定孩子手腕，左手食指、中指、无名指并拢呈凹槽状固定住孩子拇指，左手拇指顺时针旋推3~5分钟。

清胃经

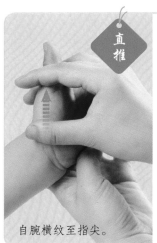

直推

自腕横纹至指尖。

胃经位于第1掌骨桡侧缘。用食指、中指夹住孩子拇指，中指叉于孩子虎口固定，拇指快速自腕横纹至指尖推3分钟。

掐揉四横纹

四横纹位于手掌面，食指、中指、无名指、小指第1指间横纹。用拇指逐一掐揉，每处揉3掐1，从食指至小指为1遍，操作10遍。

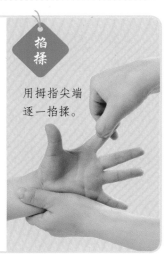

掐揉

用拇指尖端逐一掐揉。

运内八卦

一手拇指、食指围成圆圈固定住手掌，另一手拇指指腹快速顺时针运1~2分钟。

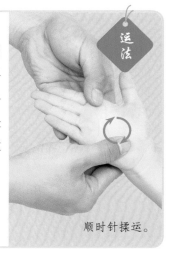

运法

顺时针揉运。

点揉足三里

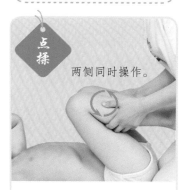

两侧同时操作。

用两手拇指同时点揉双侧足三里 3 分钟。

揉中脘

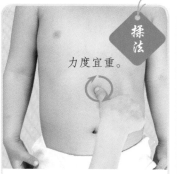

力度宜重。

用拇指或中指指腹回旋揉中脘 3 分钟。

按揉胃俞

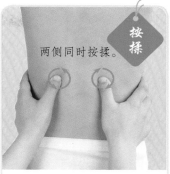

两侧同时按揉。

用两手拇指指腹同时按揉两侧胃俞 30~50 次。

捏脊

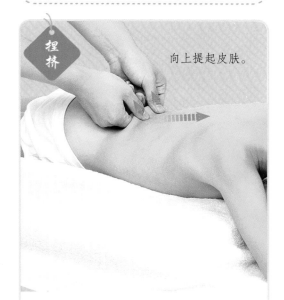

向上提起皮肤。

两手拇指置于脊柱两侧，从下向上推进，边推边以拇指与食指、中指二指捏拿起脊旁皮肤，操作 3~6 遍，最后 1 次捏 3 提 1，提时力度较重。

摩腹

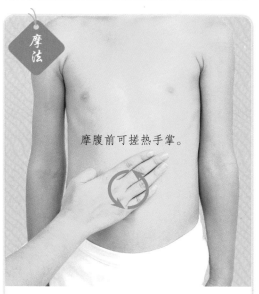

摩腹前可搓热手掌。

双掌重叠或单掌置于腹部。以肚脐为圆心，肚脐至剑突距离的 2/3 为半径作圆，逆时针摩腹 5 分钟。

养心安神推拿手法 安神定志养心

小儿神气怯弱，神经系统发育不完全，容易受到惊吓。推拿能帮助小儿养心安神，滋阴养血，有助于睡眠，增强小儿自我控制与调节能力，促进心脑发育。睡前或下午推拿为宜。睡前喝一杯牛奶，或晚餐多吃一些养心安神的水果蔬菜，如香蕉、荔枝、茼蒿等有助于睡眠。

开天门

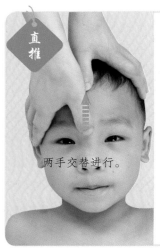

直推

两手交替进行。

以两手拇指交替从两眉正中推向前发际。力度较轻，推至局部潮红为度，操作 2 分钟。

推坎宫

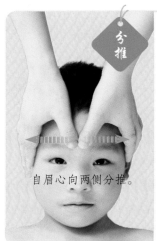

分推

自眉心向两侧分推。

坎宫位于眉头至两眉梢，成一横线。用两手拇指指腹自眉头同时向两侧眉梢推动，分推 64 次，以皮肤发红为度。

揉按四神聪

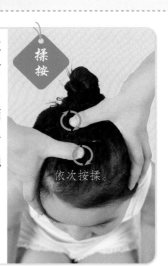

1 四神聪位于百会前后左右各 1 寸，为 4 个。用两手拇指指腹分开揉前后神聪 3 次，按 1 次。

揉按

依次按揉。

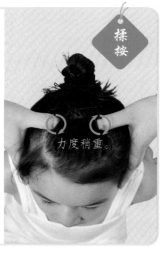

2 用两手拇指指腹分开揉左右神聪 3 次，按 1 次。共 1 分钟。

揉按

力度稍重。

疏理心包经

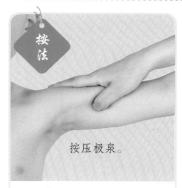

按法

按压极泉。

1 先以一手拇指扣于对侧腋窝正中，于动脉搏动处（此为极泉）按压约 30 秒。

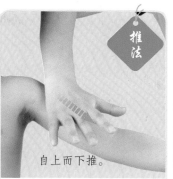

推法

自上而下推。

2 放开后以拇指指腹从上至下沿心包经按揉 3 遍，以掌根向下推 3~5 遍。

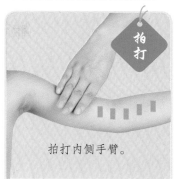

拍打

拍打内侧手臂。

3 用并拢的四指从上至下有节律地拍打手臂内侧中线 3~5 遍。

交错按胸与拍胸

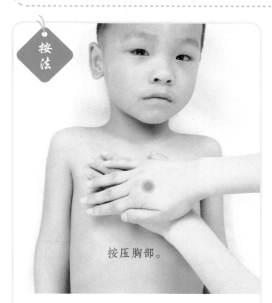

按法

按压胸部。

1 两手交叉置于孩子胸部，嘱孩子深呼吸。吸气时两手上抬，呼气时两手下压。反复操作 10~20 次。

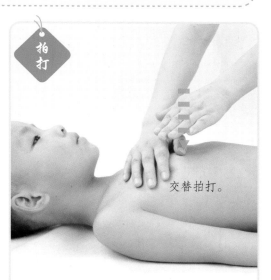

拍打

交替拍打。

2 两手交替拍打孩子胸部，拍至局部潮红为度。注意拍打时手法要轻柔，以免伤到孩子。

健脑补肾推拿手法　健脑益智

智力发育的基础在于心和肾，智力是五脏协调全面发展的结果。肾主藏精，精生髓，髓又上通于脑，因此精足则人智慧聪明。所以益智保健法能让肾精充分滋养小儿大脑，促进小儿智力开发，让小儿更聪明。3 岁以下小儿较为适合，可每天操作 1 次。

头面四大手法

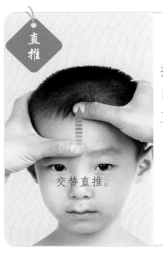

直推

1 开天门：用两手拇指指腹在天门自下向上交替直推 30 次。

交替直推。

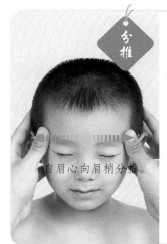

分推

2 推坎宫：用两手拇指指腹自眉头同时向两侧眉梢推动，分推 50 次，以皮肤发红为度。

自眉心向眉梢分推。

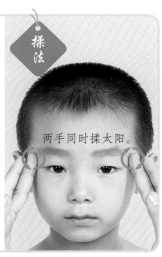

揉法

3 揉太阳：用两手中指指腹置于两侧太阳揉 3 分钟。

两手同时揉太阳。

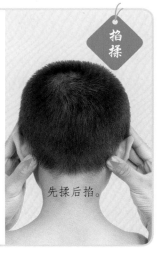

掐揉

4 掐揉耳后高骨：用两手拇指或中指指腹置于耳后高骨，揉 3 掐 1 为 1 次，操作 50 次。

先揉后掐。

揉百会

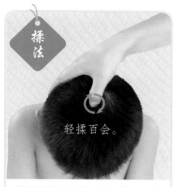

揉法

轻揉百会。

将拇指指腹或食指、中指、无名指三指并拢置于百会，轻轻揉动3分钟。

拿风池

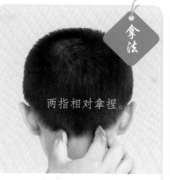

拿法

两指相对拿捏。

一只手扶孩子前额，另一只手拇指与食指相对，放于两侧风池处，拿3点1，操作1分钟。

振风府

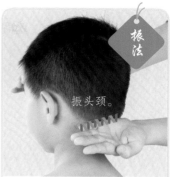

振法

振头颈。

用掌根斜向上方叩击风府，拔伸颈部，并行振颤，操作3分钟。

点揉足三里

点揉

两侧同时点揉。

用两手拇指指腹同时点揉双侧足三里1~3分钟。

鸣天鼓

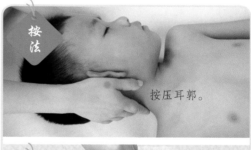

按法

按压耳郭。

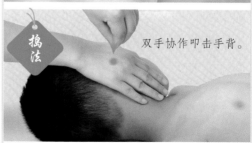

捣法

双手协作叩击手背。

一只手掌从耳后向前，按压耳郭使之折叠并密闭。另一只手食指、中指、无名指节律性击打按压手背，3次1个节拍，操作9个节拍。

眼部保健推拿手法　消除眼疲劳

眼睛是人体的重要器官，视力对生活起居、工作学习都有很大的影响，所以要让小儿养成保护眼睛的好习惯。家长应督促孩子每天做眼保健操，保护好视力，养成良好的用眼习惯。眼部推拿保健法可以刺激眼部神经，促进眼周围血液循环，缓解眼疲劳。

点按鱼腰

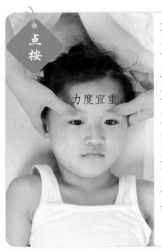

点按

力度宜重

鱼腰位于瞳孔直上，眉毛中。点按该穴位时加力至孩子最大忍受度，停留 3~5 秒钟放开，再点按，反复操作 1 分钟左右。

点按球后

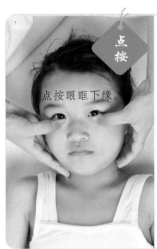

点按

点按眼眶下缘。

球后位于面部，眼眶下缘外 1/4 与内 3/4 交界处。点按该穴位时加力至孩子最大忍受度，停留 3~5 秒钟放开，再点按，反复操作 1 分钟。

点按攒竹

攒竹位于面部，眉头凹陷中，眶上切迹处。两手食指、中指二指重叠分别置于穴位上进行点按，反复操作 1 分钟。

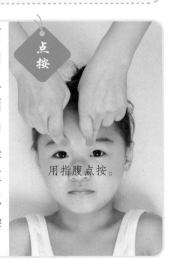

点按

用指腹点按。

点按瞳子髎

瞳子髎位于目外眦外侧 0.5 寸凹陷中。点按该穴位时加力至孩子最大忍受度，停留 3~5 秒钟放开，再点按，反复操作 1 分钟。

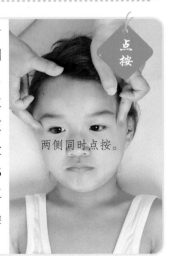

点按

两侧同时点按。

刮眼眶上下

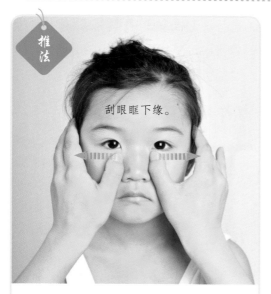

推法

刮眼眶下缘。

1 用双手拇指或食指屈曲，刮眼眶下缘。

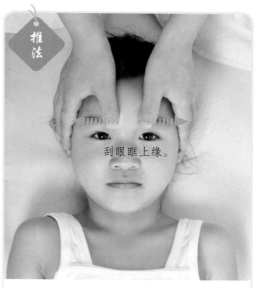

推法

刮眼眶上缘。

2 继续刮前额、眼眶上缘，共1分钟。

按揉睛明

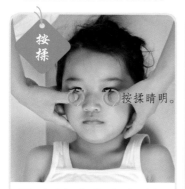

按揉

按揉睛明。

用两手拇指指腹分别按揉睛明30~50次。

按揉四白穴

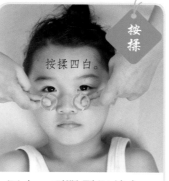

按揉

按揉四白。

四白，两眼平视前方，瞳孔下约1寸即是。用中指和拇指指腹重叠按于四白，揉1分钟。

点揉风池

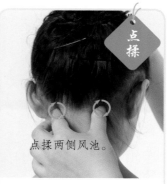

点揉

点揉两侧风池。

用拇指和食指指腹分别点按两侧风池，点而揉之，操作1~3分钟。

鼻部保健推拿手法　养护鼻窍

中医认为，肺开窍于鼻。在病毒性流感、上呼吸道感染、肺炎等呼吸系统感染疾病中，大多是由鼻腔缺乏保健引起的。经常进行鼻部推拿保健可增强人体对呼吸系统疾病的抵抗能力，在一定程度上起到预防效果。推拿宜在早上和上午进行，配合中药熏洗效果更佳。

扳鼻梁

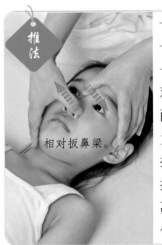

推法

相对扳鼻梁。

一手拇指置于一侧鼻翼，另一手拇指置于对侧鼻根部。两拇指同时用力向对侧推挤。一上一下扳动鼻梁约20次。保健可两侧均扳动。

揉筛窦

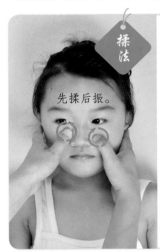

揉法

先揉后振。

筛窦位于内眼角下方。以两手拇指指腹按于筛窦所在部位，揉3振1，操作1分钟。

双点门

用一手拇指指腹点按风府，另一手食指、中指、无名指指腹轻弹囟门，双手同时操作1~2分钟。

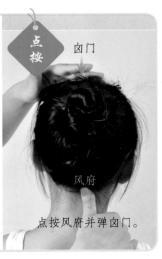

点按

囟门

风府

点按风府并弹囟门。

振额窦

额窦位于攒竹上方。以一手中指指腹置于额窦，食指指腹紧贴中指背上；食指快速从中指指背滑落并弹击额窦2分钟。

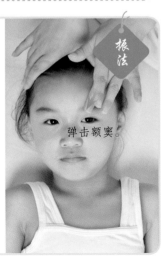

振法

弹击额窦。

点揉迎香

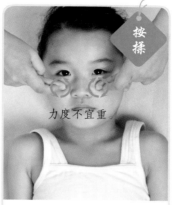

点揉

同时点揉两侧。

迎香位于鼻翼外缘中点，当鼻唇沟中取穴。两手中指指腹置于迎香，揉3点1，操作3分钟。

按揉四白

按揉

力度不宜重。

两眼平视前方，瞳孔下约1寸处即是四白。用中指或拇指指腹按于四白，揉1分钟。

擦鼻旁

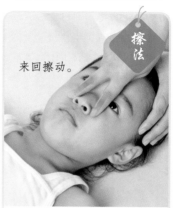

擦法

来回擦动。

将食指、中指指腹分别置于鼻旁，来回运动，反复擦动至皮肤发红，操作3分钟。

揉按鼻通

揉按

按揉两侧。

鼻通位于鼻翼与鼻软骨交界处，左右各一。揉3按1，共1分钟，用力方向应直指后上方。

开天门

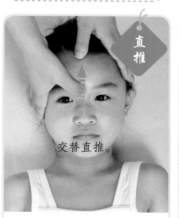

直推

交替直推。

两拇指指腹交替从两眉正中推向前发际，直推24次。

推坎宫

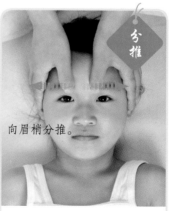

分推

向眉梢分推。

两拇指指腹自眉头同时向两侧眉梢推动，分推64次，以皮肤发红为度。

耳部保健推拿手法　强身健体，调肾气

耳朵是我们聆听世界声音的重要器官，如果不注意保护耳朵就有可能出现耳部不适，甚至耳鸣耳聋。耳朵上的穴位与五脏六腑穴位有着密切的联系，所以多给孩子做耳部保健操对健康很重要。耳朵内部比较脆弱，所以做耳部保健操力度要轻，搓擦适度，以免损害孩子皮肤。

捣耳周

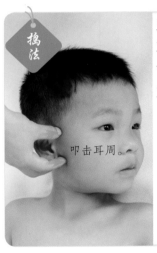

捣法

五指分开，罩住耳朵，五指端节律性地叩击耳周半分钟。

叩击耳周。

拿风池

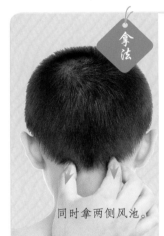

拿法

一手扶孩子前额，另一手拇指与食指相对拿风池，拿3点1（点时方向直指大脑中央），操作1分钟。

同时拿两侧风池。

双风灌耳

用两手掌心快速挤压并密闭耳窍，然后突然放开，反复操作20次。

挤压

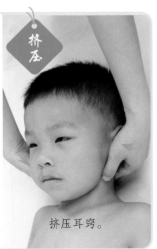

挤压耳窍。

擦耳

食指、中指二指分开，置于耳朵两侧，快速上下擦之，透热为度。

擦法

上下擦动。

猿猴摘果

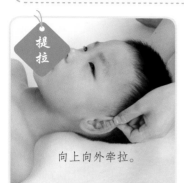

向上向外牵拉。

1 双手拇指、食指向外向上轻柔牵引提拉耳尖，手指一捏一放。

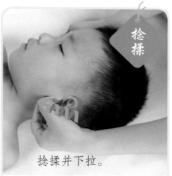

捻揉并下拉。

2 向下捻揉耳郭并下拉。

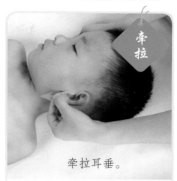

牵拉耳垂。

3 每提拉3~5次耳尖，向下牵拉耳垂1次，总共操作1分钟。

拿五经

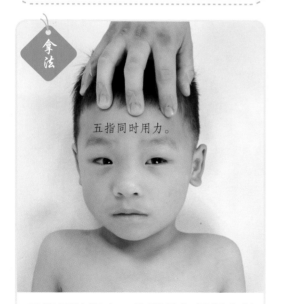

五指同时用力。

五指同时用力，从印堂起缓慢向前发际行拿法直至脑后顶。反复操作3~5遍。

鸣天鼓

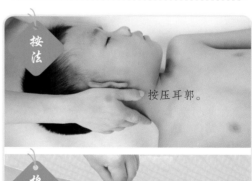

按压耳郭。

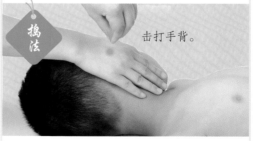

击打手背。

一手掌从耳后向前，按压耳郭使之折叠并密闭。另一手食指、中指、无名指有节律地击打按压手背，3次为1个节拍，操作9个节拍。另一耳同法操作。

感冒

按摩宜清肺经、推上三关、拿肩井等；饮食可补充维生素C和铁，如动物血、奶类、蛋类等。

厌食

便秘

按摩宜清胃经、清大肠、捏脊等；可调整饮食，多饮菠萝汁、乌梅汤等。

按摩宜补脾经、捏脊、摩腹等；饮食可多进食一些富含膳食纤维及脂质的食物。

近视

经常按摩睛明、四白等眼部穴位；饮食可多吃含硒食物，如菜花、西蓝花、百合、洋葱等。

尿床

按摩宜补肾经、振脑门、横擦腰骶；饮食可多吃一些补肾补脾食物，如黑豆、黑芝麻、山药等。

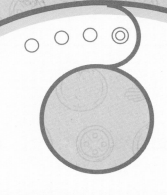

第四章
小儿常见病调理方法

感冒、发热、咳嗽、呕吐……这些常见病几乎每个孩子都会遇到。孩子生病时，家长既怕孩子遭罪，也怕药物的副作用伤害孩子的身体。

其实孩子的常见病多是小病，父母首先要辨清孩子的病因，再根据病因施以恰当的食疗和按摩，这样可以很快缓解孩子的不适，早日康复。根据本章介绍的推拿和饮食疗法，家长快上手试试吧。

ⓒ 感冒

中医认为，小儿感冒主要由于风寒或风热从口、鼻、肌表侵犯肺系所引起的，常以恶寒、发热、鼻塞、流涕、打喷嚏、苔薄、脉浮为主要临床特征。在气候突变、寒温失常、坐卧当风、洗澡时着凉、养护不当时容易诱发感冒。感冒一年四季均会出现，尤以冬春两季和气候骤变时多见，宜用祛风解表法治疗。

为何孩子容易患呼吸系统疾病

孩子的呼吸系统发育得不像成人那么完善，呼吸道的免疫功能也比较差。孩子的鼻腔比较短，鼻毛比较少，黏膜柔嫩，这样的生理结构造成他们对一些空气中的有害物质的过滤不像成人那么好，因此更容易发生呼吸系统疾病。

另外孩子的后鼻道狭窄，咽部、喉部以及气管和支气管相对细小，血管网比较丰富，所以在发生呼吸系统疾病的时候就很容易出现呼吸困难，甚至呼吸衰竭的症状。

普通感冒和流行性感冒的区别

普通感冒一般起病较缓，发热不会超过39℃，常呈散发性，一年四季都有可能发生。病情较轻，症状不重，多无传染性。上呼吸道症状如咳嗽、咽痛、胸闷等比较明显，头痛、全身酸痛、畏寒、发热等较轻。一般经5~7天可痊愈。

流行性感冒起病较急，体温常超过39℃，有明显的传染性及流行性，好发于冬季，以经常形成区域性流行为其主要特征。上呼吸道症状较轻，伴有高热

恶寒，无汗，或汗出仍高热不退，目赤，咽红，或见扁桃体肿大，头痛，全身肌肉疼痛，嗜睡，精神萎靡，或恶心呕吐等症状。有的孩子还会有腹痛、腹胀、腹泻、呕吐等消化系统症状，甚至发生惊厥。

感冒老不好，增强体质是关键

在临床上，反复感冒的孩子体质虚弱，具体的表现为出汗多，吃饭不香，身材瘦弱，肌肉松软，面色萎黄或苍白，经常腹泻等。很多家长忽视了感冒过后的阶段，没有及时给孩子继续调理以增强体质。

中医认为，反复感冒的调养要从肺脾两脏着手，通过补肺、健脾益气的方法，达到增强食欲、促进吸收、扶正固本、增强抵抗力、减少感冒发生次数的效果。

感冒的预防

吃感冒药并不能预防感冒的发生，也不是长久的治疗感冒的良方，6岁以下的孩子不建议使用复方感冒药。预防感冒要让孩子养成多喝水的习惯，在流感高发的季节，出门时给孩子戴口罩。

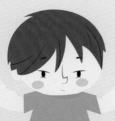

咽喉表现

咽部不红，多属风寒感冒；咽部红或痛，多属风热感冒。

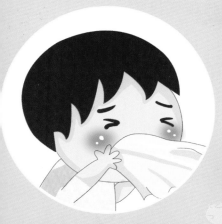

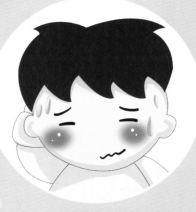

鼻部表现: 鼻流清涕多属风寒感冒；鼻流浊涕多属风热感冒。

出汗表现: 无汗多属风寒感冒；有汗多属风热感冒。

高热惊厥

有的孩子会高烧不退，意识丧失，甚至发生高热惊厥或全身性、对称性阵发痉挛。

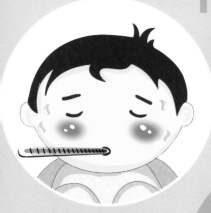

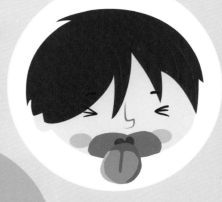

发热: 发热或轻或重，明显怕冷，多属风寒感冒；发热为主，无明显怕冷，多属风热感冒。

一些家长在孩子感冒后往往不辨别证型就给孩子乱服用感冒药，甚至服用抗生素。但孩子的感冒大多不是由病毒引起，在不遵医嘱的情况下使用抗生素非但无用，反而会给孩子带来多种副作用，影响其身体健康。

舌象表现: 舌质淡红，苔薄白多属风寒感冒；舌质红，苔薄黄多属风热感冒。

按摩缓解感冒 清肺顺气排痰

小儿感冒是由于外界邪气侵入人体，机体调动自身的正气与邪气相争。用推拿按摩治疗时，手法宜从重从快。汗可发但不宜多发，应掌握推拿刺激强度，还应适当饮水，以滋汗源。治疗感冒时需充分考虑出入环境因素，避免受环境影响加重或复发。

头面四大手法

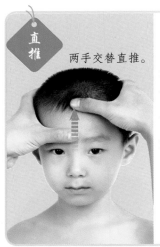

直推

两手交替直推。

1 开天门：用两手拇指指腹交替从两眉正中推向前发际，直推24次。

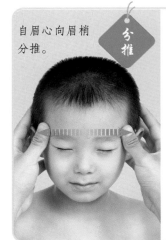

自眉心向眉梢分推。

分推

2 推坎宫：用两手拇指指腹自眉头同时向两侧眉梢推动，分推64次，以皮肤发红为度。

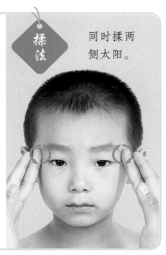

3 揉太阳：用两拇指或中指指腹置于两侧太阳，揉1~3分钟。

揉法

同时揉两侧太阳。

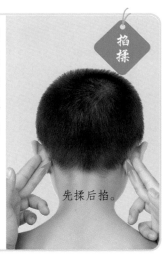

4 掐揉耳后高骨：用两手拇指或中指指腹置于耳后高骨，揉3掐1为1次，操作50次。

掐揉

先揉后掐。

拿肩井

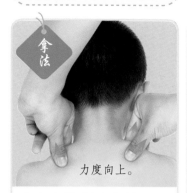

拿法

力度向上。

肩上大筋即为肩井。两手拇指与其余四指相对拿住大筋，轻快向上拿起1分钟。

推上三关

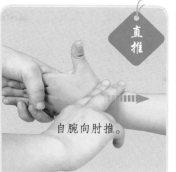

直推

自腕向肘推。

一只手握孩子手指，另一只手食指与中指并拢从腕横纹推至肘横纹（前臂桡侧），操作3分钟。

清肺经

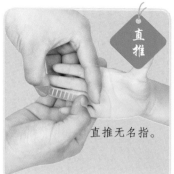

直推

直推无名指。

一手拇指和食指固定孩子无名指，另一只手拇指自指根至指尖直推3~5分钟。

拿风池

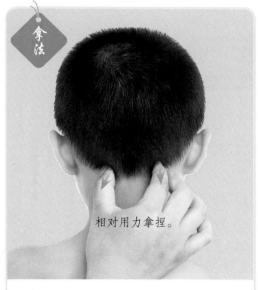

拿法

相对用力拿捏。

风池位于胸锁乳突肌与斜方肌上端之间的凹陷处。一只手拇指与食指相对，拿3点1（点时方向直指大脑中央），操作1分钟。

掐揉二扇门

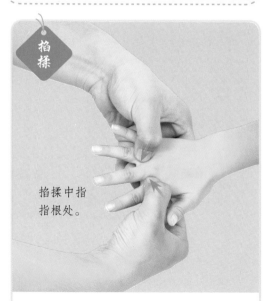

掐揉

掐揉中指指根处。

二扇门位于手背，中指根两侧凹陷中。两手食指、中指固定住孩子手腕，拇指置于二扇门处掐揉，揉3掐1，力度适中，操作1~3分钟。

这样吃，发汗解表治感冒

有的孩子在感冒期间可能食欲降低，这是因为感冒后消化系统的各种消化酶活性降低，消化液丢失或分泌不足，可给予流食、软食或者易消化的食物。对于感冒导致腹泻或呕吐的孩子，注意减少进食量。

感冒宜补维生素 C

孩子感冒时注意补充维生素 C，如苹果、胡萝卜等深黄色蔬果；多吃含铁食物，如动物血、奶类、蛋类、菠菜等。喝点不油腻的鸡汤也有助于恢复。

营养功效
● 葱白与生姜具有发散风寒的功效，适用于风寒感冒的孩子。
● 香薷、厚朴发汗解表，化湿和中，适用于夏季感冒伴吃饭不香、腹胀的孩子。

食疗小知识
葱白生姜粥的主要营养成分是碳水化合物、蛋白质，以及磷、铁等矿物质，可以为感冒的孩子补充营养和水分。

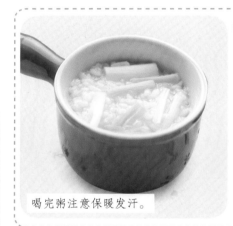
喝完粥注意保暖发汗。

葱白生姜粥
葱白 2 根，生姜 5 片，糯米 30 克。葱白、糯米洗净，生姜片捣碎。将三者一同放入锅中加水煎煮成粥，趁热食用。

香薷厚朴饮
香薷 10 克，厚朴、白扁豆各 5 克，白糖适量。香薷、厚朴剪碎，白扁豆炒黄捣碎。以开水冲泡 1 小时后加白糖调味。每天 1 剂，分 2 次饮用。

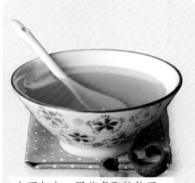
也可加水一同煎煮取汁饮用。

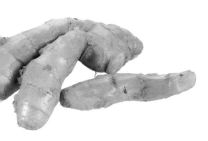

生姜的性味归经：

性温，味辛；归肺经、脾经、胃经。

小贴士

生姜辛温发汗，温胃，逐寒邪而发表；干姜辛热，温中散寒，除脾胃虚寒而补中。所以治感冒宜用生姜。

生姜红糖茶功效

- 此茶能辛温解表，止咳化痰，适用于风寒感冒或伴咳嗽的孩子。

陈皮白粥功效

- 此粥能解表散寒，润肺止咳，适用于风寒感冒引起痰少咳嗽的孩子。

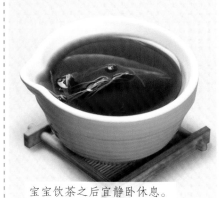

生姜红糖茶

生姜 2 片，红糖 10 克，葱 1 根。生姜、红糖放入锅中，加适量水，小火煎煮 5 分钟，加入葱，再煎煮 5 分钟。趁温热饮用。

宝宝饮茶之后宜静卧休息。

感冒饮食宜忌

宜吃易消化的半流食。
多喝水。
多吃青菜、水果。
忌食油腻燥热的食物。

陈皮白粥

大米 50 克，陈皮 3 克。将大米淘净，加适量水煲成稀粥，粥熟时加入陈皮，再煲 10 分钟左右。捞去陈皮，食粥即可。

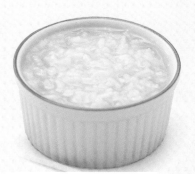

陈皮还有消滞健胃的功效。

咳嗽

呼吸道急、慢性感染所致的小儿咳嗽在儿科临床中较为多见，这是因为小儿呼吸道血管丰富，气管、支气管黏膜较嫩，从而较易发生炎症。咳嗽是人类呼吸道发出的"咳咳"之声，为人体自我清洁气道，清除异物的保护性反射动作。咳嗽一年四季都可发生，但以春冬季节较为多见。如果不能及时治疗，可能会引发支气管炎、肺炎等。

给孩子止咳勿滥用止咳糖浆

孩子咳嗽了，家长经常会自行给孩子服用止咳糖浆，结果往往适得其反，导致孩子久咳不愈，有的孩子甚至咳嗽加剧。

家长在选择具体的药物前，首先应该由医生确诊，找出引起咳嗽的原因。轻微的咳嗽，一般是由上呼吸道感染引起的，不需要吃咳嗽药。感冒好了，咳嗽自然也会好。如果是感染引起的咳嗽，首先要控制感染；如果是过敏引起的咳嗽，要进行抗过敏治疗；如果是痰多引起的咳嗽，要使用祛痰药。

孩子咳嗽时要先确诊所属疾病

频繁且较深的干咳，咳出白痰或黄痰，伴随着发热、呕吐、食欲下降、喉间痰鸣，可能患有急性支气管炎。

犬吠样咳嗽，声音嘶哑和吸气性呼吸困难，伴随着发热、烦躁不安、出汗、口周发青，可能患有急性喉炎。

阵咳明显，咳痰，喘息，伴随着持续高热、呕吐、腹痛、腹泻或腹胀，可能患有支气管肺炎。

咳嗽较重，呈阵发性，初期干咳，后期分泌物增多，甚至可能带血丝，伴随着高热、厌食、头痛、胸痛，偶见恶心、呕吐和皮疹，皮疹呈丘疹或荨麻疹，可能患有支原体肺炎。

阵发性痉挛性咳嗽，伴随着低热或高热、盗汗、乏力、消瘦，可能患有肺结核。

阵发性痉挛性咳嗽，终末有鸡鸣样呼气声，伴随着低热、流涕，可能患有百日咳。

突然出现剧烈咳嗽，伴随着面色发紫、呼吸困难，发现有异物吸入，可能是支气管异物。

初起时为轻微干咳，很快出现喘息、呼气性呼吸困难，伴随着烦躁不安、鼻翼煽动、口唇指趾青紫、出汗，可能患有支气管哮喘或哮喘性支气管炎。

温馨提示

晨起和夜晚躺下时咳嗽和咳痰较多的孩子，可以每天晨起和睡前用被子在床上垫出一个斜坡，使孩子俯卧于斜坡上，头向下躺 10 分钟左右，可促使痰液排出。

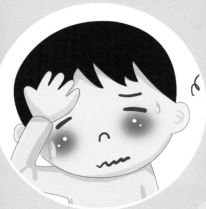

咽喉表现

咽喉痒，多属风寒型咳嗽；咽喉肿痛，多属风热型咳嗽，或感冒。

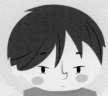

出汗：恶寒无汗多属风寒型咳嗽；微汗多属风热型咳嗽。

舌象表现：舌苔薄白多属风寒型咳嗽；舌质红，苔薄黄多属风热型咳嗽。

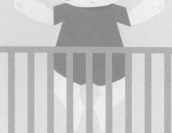

咳嗽无痰

宝宝咳嗽，无痰或少痰，一般晚上咳嗽的较为厉害。

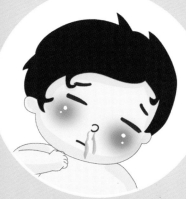

鼻部表现：鼻流清涕多属风寒型咳嗽，或为感冒；鼻流浊涕多属风热型咳嗽。

咳声清扬多属风热型；咳声重浊多属风寒型。家长根据证型来给宝宝治病，能起到快速缓解的作用。

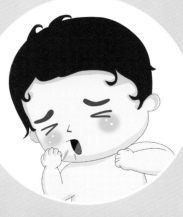

咳痰：痰稠色黄，多属风热型咳嗽；痰白清稀，多属风寒型咳嗽；干咳无痰，多属肺燥，或为咽炎所致。

周大夫开讲啦

按摩缓解咳嗽 肃肺理气化痰

　　小儿咳嗽乃肺气上逆，肺失清肃所致。当外邪侵袭，邪气袭肺，使肺气闭郁不得宣降，或肺难以自我清肃。可用推拿按摩缓解咳嗽，手法宜轻快，开始推拿一两次时，可能出现症状加重的情况，需要及时判断这是排病反应还是病情加重的表现。

清肺平肝

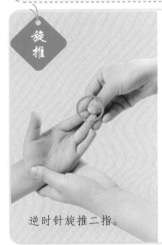

旋推

左手固定住孩子手腕，右手食指、中指、无名指并拢呈凹槽状固定住孩子食指和无名指，右手拇指盖住两穴逆时针旋推 1~3 分钟。

逆时针旋推二指。

降肺法

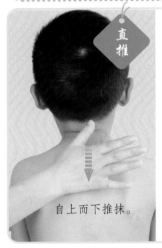

直推

右手掌根叩肺俞，力度稍重，以胸腔有振动为佳。叩后，手掌顺势向下推抹至腰部，反复操作 1 分钟。

自上而下推抹。

肺俞操作

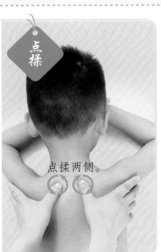

点揉

1 肺俞位于背部，第 3 胸椎棘突下旁开 1.5 寸，左右各一。以两拇指指腹点揉两侧肺俞 1~3 分钟。

点揉两侧。

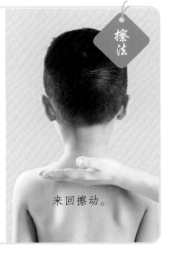

擦法

2 用手掌小鱼际横擦肺俞 3 分钟左右，以局部透热为度。

来回擦动。

肃肺法

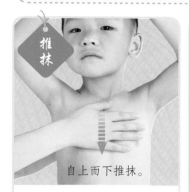

推抹

自上而下推抹。

1 双掌一前一后夹持孩子前胸后背，从上至下推抹前胸后背5~8次。

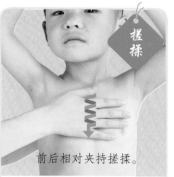

搓揉

前后相对夹持搓揉。

2 从上至下搓揉前胸后背5~8次。

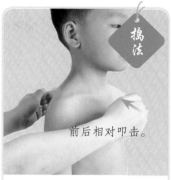

捣法

前后相对叩击。

3 叩击前胸后背5~8次。加上步骤1、2为1遍，操作3~5遍。

抱肚法

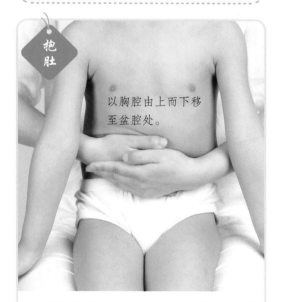

抱肚

以胸腔由上而下移至盆腔处。

双手从孩子腋下插入置于胸前，双手掌重叠，手掌向上斜，掌心向后尽力挤压，同时配合挺胸、挺腹。从胸腔逐渐向下至盆腔为1遍，操作5~10遍。

点按缺盆

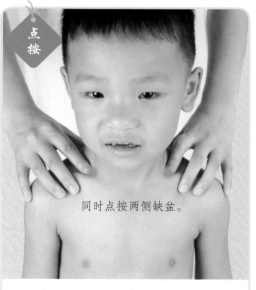

点按

同时点按两侧缺盆。

缺盆位于两锁骨上窝凹陷处。用两食指或拇指同时向内下方点按，至孩子最大忍受度，停留数秒，放松，再按，反复操作1分钟。

周大夫开讲啦

这样吃，宣肺理气止咳嗽

宝宝咳嗽，家长要注意饮食方面的调理，避免给宝宝吃太甜太咸的食物，多饮水，要以清淡的食物为主，有利于改善宝宝的咳嗽症状。宝宝咳痰时，拍背有利于痰液的排出。家长应让宝宝多吃新鲜蔬菜和瓜果，对身体的恢复很有益处。

咳嗽饮食宜清淡

咳嗽的宝宝饮食以清淡为主，多吃新鲜蔬菜，如白萝卜、冬瓜；可食少量瘦肉或禽蛋类食品；水果不可或缺，但量不必多，梨、枇杷、荸荠较为适合，有润燥化痰的功效。

营养功效

- 白萝卜蜂蜜水可以化痰止咳，补益肺肾，且清甜可口，适合宝宝服用。
- 川贝炖梨适用于干咳无痰的宝宝。每次用川贝粉不多于 10 克。

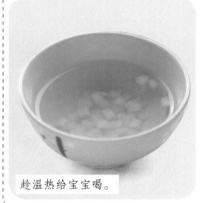
趁温热给宝宝喝。

白萝卜蜂蜜水

白萝卜 100 克，姜 5 片，蜂蜜适量。白萝卜切小块，和姜片一起放入锅中，加水，大火烧开后转小火煮 30 分钟左右，去姜片加蜂蜜，煮开即可。

食疗小知识

川贝有润肺止咳，化痰理气的功效，而梨生津润肺，两者一起炖食可以有效止咳，对风热咳嗽的宝宝尤其有效。

川贝雪梨煲猪肺

雪梨 50 克，猪肺 100 克，川贝 10 克，盐、香油各适量。川贝碾成末；梨去皮切块，和猪肺、川贝末一起加水炖煮，炖熟加盐、香油即可食用。

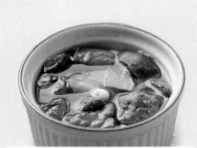
咳嗽时痰为清稀色白的宝宝不宜饮用本汤。

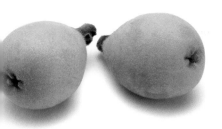

枇杷的性味归经:
性凉,味甘酸;归
肺经、脾经。

小贴士
枇杷可化痰止咳,
对于肺热导致的咳嗽、
痰多的孩子,非常适
宜,可以清肺热,止
咳化痰。

梨藕二汁饮功效
● 有润肺生津,清热化
痰的功效,适用于风
热咳嗽的宝宝服用。

百合枇杷羹功效
● 此羹滋阴润肺,清热
止咳。

咳嗽饮食禁忌
忌食生冷寒凉食物。
忌食辛辣刺激性食物。
忌食腌制食物。
忌食肥甘油腻的食物。

梨藕二汁饮

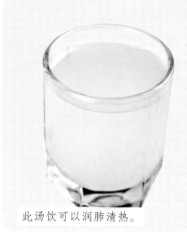

此汤饮可以润肺清热。

鲜藕、梨各250克,
白糖适量。藕洗
净,去皮切片;
梨洗净,去皮、核,
切块。将藕片、
梨块放入榨汁机
中榨汁,榨好的
汁过滤后调入白
糖即可。

百合枇杷羹

鲜百合、鲜枇杷、鲜藕
各30克,淀粉、白糖
各适量。将百合、枇杷、
鲜藕分别洗净,枇杷去
皮、核,百合掰片,鲜
藕切片。所有食材放入
锅中,加适量水同煮,
将熟时加入适量的淀粉
调匀成羹,食用时加白
糖调味,不拘时食用。

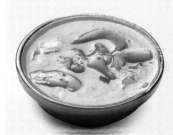

适用于燥热伤肺引起的咳嗽。

🔆 发热

发热是由于各种病因引起产热过多或散热障碍所致。小儿体质较弱，抗邪能力不足，加上自己不知冷热调节，父母又护理不周，最易感受风寒，诱发感冒而致发热。或者乳食内伤，食积胃肠，郁而化热。孩子正常体温为 36~37 ℃，婴儿腋温为 36~37.3 ℃。临床诊断中腋温 37.4~38℃为低热，38.1~39℃为中度发热，39.1~41℃为高热，超过 41℃为超高热。

给孩子测体温可以用什么工具

孩子发热时，监测体温很重要。目前市售体温计常见的有玻璃水银体温计、电子体温计、耳温枪等。

玻璃水银体温计测量准确，价格又便宜，是家庭中较常用的体温计。但是玻璃水银体温计容易碎裂，水银挥发被人体吸收可能导致急性汞中毒。所以，如果经济条件许可，最好购买正规厂家生产的电子体温计或耳温枪。电子体温计也较准确，价格合适，但测量时间比较长。耳温枪的价格相对较高，但是测量时间短，测量结果也比较准确。

不同部位的体温测量方法

腋下：测温时，应把玻璃水银体温计水银端放到腋窝处夹紧，5~10 分钟后取出读数。

口腔：将电子体温计（避免使用玻璃水银体温计）感应端置于舌下。静置 1 分钟发出"哔"声后，取出读数。

外耳道：将电子体温计感应端放于外耳道。在测量时，3 岁以内的孩子要把耳郭向下向后拉，3 岁以上的孩子要把耳郭向上向后拉。不推荐 3 个月以内的宝宝用本方法测体温。

给孩子降温有哪些注意事项

一般来说，孩子的体温在 38.5℃以下时，多采用物理降温的方法，可用温水（37℃左右）擦拭孩子额头、颈部、腋下、腹股沟等部位，或者给孩子洗温水浴。禁止使用酒精给孩子擦浴；禁止使用冰枕，否则容易发生局部冻伤。进行物理降温时，如果孩子有全身发抖、痛苦烦躁、口唇发紫等表现，需要立即停止降温操作。

如孩子体温超过 38.5℃，或者伴有神志不清、呕吐、腹泻甚至抽筋的情况，要及时就医。无论什么原因，孩子发热长时间不退，必须到医院就诊。

温馨提示

不管哪种体温计都可能有一定的误差，在就诊时，家长最好向医生说明什么时间用哪种体温计测的体温。此外，建议父母记录一下宝宝在生病时用药、体温等信息，方便医生诊治。

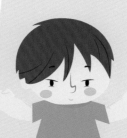

食欲

食欲不佳多属阴虚内热，或食积发热。

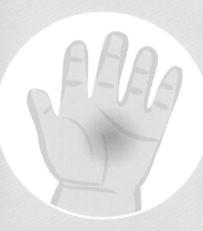

手足表现：手足较热多属阴虚内热；指纹深紫多属食积发热。

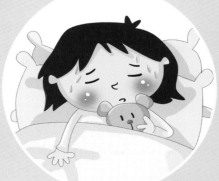

睡眠表现：夜间睡觉时易出汗多属阴虚内热；睡眠时易哭闹多属惊恐发热。

感冒发热

出现身热、怕冷、头痛、鼻塞、流涕一般是外感风寒引起的发热。

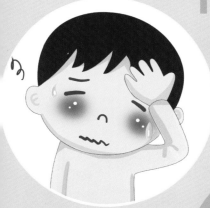

发热：低热多属食积发热；高热多属外感发热；发热时间常见于午后，多属阴虚内热。

在治疗孩子发热时，必须详细检查，找出发热的原因，明确诊断。高热并出现抽搐、谵语等症状，要及时去医院诊治。孩子在发热期间，其饮食要富于营养，易于消化。平时要鼓励孩子积极进行体育锻炼，增强体质。

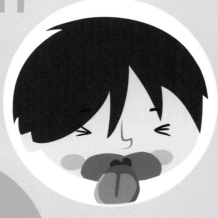

舌象表现：舌苔薄白多属外感发热；舌红苔腻多属食积发热。

按摩缓解发热 清热泻火解表

　　小儿为纯阳与稚阴稚阳之体，体温调节能力弱，阳热太过旺盛，身体中的津液被消耗就会引起发热。发热是局部或全身阳气闭郁或偏于旺盛所致。推拿按摩治疗时手法从重从快。操作中小儿哭闹有利于发汗与退热，应合理运用，若哭闹太过则立即停止操作，还应适当补水。

清肺平肝

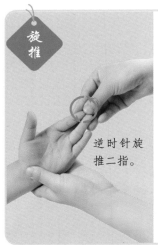

旋推

左手固定住孩子手腕，右手食指、中指、无名指并拢呈凹槽状固定住孩子食指和无名指，右手拇指盖住两穴逆时针旋推 1~3 分钟。

逆时针旋推二指。

水底捞明月

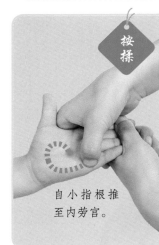

按揉

一只手握持孩子手掌，另一只手拇指端自小指指根，经小鱼际转至小天心，至大鱼际，转入内劳宫，按揉 3 次，后一拂而起，操作 1 分钟。

自小指根推至内劳宫。

打马过天河

一只手拇指按住内劳宫，另一只手食指、中指、无名指沿前臂掌侧正中线，从腕横纹拍打至肘横纹 2~3 分钟。

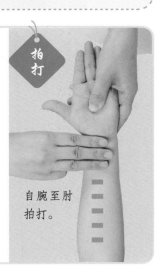

拍打

自腕至肘拍打。

推上三关

一只手握住孩子手指，另一只手食指、中指并拢从腕横纹推至肘横纹（前臂桡侧），操作 3 分钟。

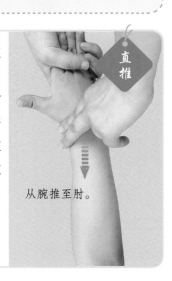

直推

从腕推至肘。

退六腑

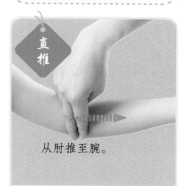

从肘推至腕。

一只手握住孩子手腕，另一只手食指、中指并拢从肘横纹推至腕横纹（前臂尺侧），操作3分钟。

捏脊

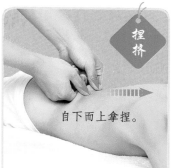

自下而上拿捏。

两手拇指置于脊柱两侧，从下向上推进，边推边以拇指与食指、中指捏拿起脊旁皮肤，操作3~6遍。

拿肩井

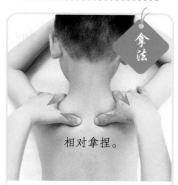

相对拿捏。

肩上大筋即为肩井。两手拇指与其余四指相对拿住大筋，轻快向上拿起，操作1分钟。

清天柱骨

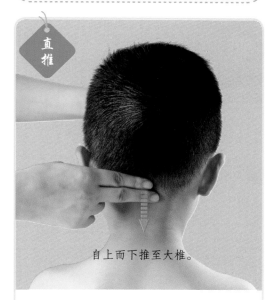

自上而下推至大椎。

一只手扶孩子前额，另一只手蘸水，先以食指、中指并拢轻拍后颈部20余次，再由后发际线推至大椎，以局部潮红为度。

拿风池

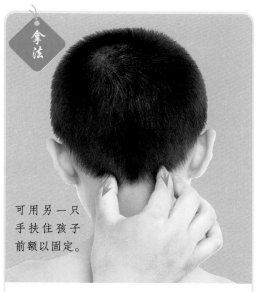

可用另一只手扶住孩子前额以固定。

风池，位于胸锁乳突肌与斜方肌上端之间的凹陷处。用一只手拇指与食指相对，拿3点1（点时方向直指大脑中央），操作1分钟。

这样吃，清火退热补津液

宝宝发热急性期或高热期时，应主要吃流质的食物，如牛奶、青菜汤等；多吃水果，如西瓜、梨、橙子等；多喝水，有助发汗。此外水有调节温度的功能，可使体温下降。恢复期、退热期吃半流质食物，如藕粉、蛋羹、烂面等。

宝宝发热忌辛辣

宝宝发热期间，应避免吃辛辣的食物，如姜、蒜、辣椒；不能喝太多冷饮，因为发热后宝宝胃肠道功能下降，喝冷饮会加重病情，引起腹泻等症状。

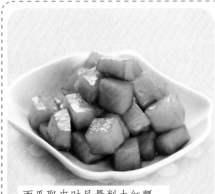

西瓜取皮时尽量削去红瓤。

营养功效
- 西瓜皮清热止渴，可有效改善宝宝发热症状。
- 黄瓜、豆腐同食可清热生津，适用于夏季发热的宝宝。

如何挑选西瓜
熟透的瓜底部圆圈小，瓜屁股突出；表面纹路清晰，表皮光亮，光滑，瓜蒂呈绿色。

凉拌西瓜皮
西瓜皮100克，盐、白糖、醋各适量。西瓜皮削去绿皮，洗净切块，加白糖、盐拌匀。腌制1小时，滤去腌液，用水略洗，淋上醋拌匀即可。

黄瓜豆腐汤
黄瓜半根，豆腐100克，盐适量。黄瓜洗净切丝；豆腐切片。二者加水略煮，加盐调味即可。

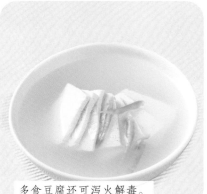

多食豆腐还可泻火解毒。

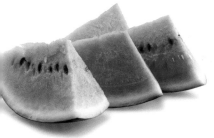

西瓜的性味归经：性凉，味甘；归心经、胃经、膀胱经。

西瓜荸荠汁功效

● 西瓜清凉解渴，荸荠质嫩多津，此汁适用于缓解孩子发热后期心烦口渴、低热不退等症状。

金银花薄荷饮功效

● 金银花与薄荷同煮可缓解风热感冒导致的发热、咽干口渴等症状。

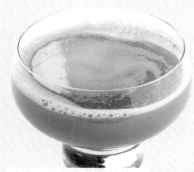

西瓜荸荠汁

荸荠 5 颗，西瓜 1/4 个。荸荠洗净削皮，切块；西瓜洗净去子，切块。二者榨成汁即可。

此饮品含糖量高，性凉，一次不宜多喝。

发热饮食禁忌

忌多食蜂蜜。

忌多喝冷饮。

忌多食辛辣。

忌多食寒凉。

忌多食发物。

金银花薄荷饮

金银花 10 克，薄荷 6 克，鲜芦根 30 克，白糖适量。金银花和芦根加水 200~300 毫升，大火煮 10 分钟，再加入薄荷煮 3 分钟，煮好之后去渣取汁液加白糖调匀，趁温热饮用。

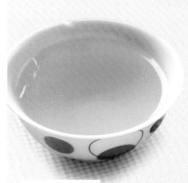

此茶可清热。

呕吐

中医认为，凡外感邪气、内伤乳食、大惊卒恐等都会影响胃的正常功能，导致胃失和降、胃气上逆，引起呕吐。孩子呕吐是食管、胃或肠道呈逆蠕动并伴有腹肌强力痉挛和收缩，迫使食管和胃内容物从口和鼻涌出造成的。孩子单纯性呕吐是把过多食物吐出来，也是机体的一种保护功能，而病态的呕吐一定要找准病因。

孩子呕吐时应该怎么办

维持呼吸道畅通。在孩子吐得厉害时，呕吐物可能会从孩子的鼻腔中喷出，注意及时清洁鼻腔，保持呼吸通畅。发生呕吐时，应该让孩子的身体向前倾或者侧卧，让呕吐物流出，避免造成窒息或者引起吸入性肺炎。

及时清洁口腔。用温水给孩子漱口，保持口腔清洁。

短暂禁食后给予清淡食物。在短时间内不要进食，等孩子身体舒服一些，再给予流质、易消化、清淡的食物。

如果有以下症状，要马上到医院诊治

剧烈呕吐，成喷射状，多提示有颅内病变，还常伴有神志的变化。呕吐伴阵发性腹痛、腹胀、大便不通的症状，要提防肠道梗阻。呕吐伴有胃痛，一段时间后转移至右下腹痛，应考虑阑尾炎的可能。

从呕吐物看孩子的病症

从呕吐物的颜色和性状来看，清淡、灰白色呕吐物多来自食管；稍带黏性的水性分泌物和咽下的奶水，多见于贲门痉挛；黄绿色呕吐物多来源于胆汁，常提示十二指肠壶腹以下肠腔有梗阻；粪便性呕吐物是由于食物在小肠内停滞时间较长，经细菌和消化液的作用而产生臭味，常提示低位肠梗阻；血性呕吐物，如果是鲜血就是上消化道的动脉出血，如果是紫褐色的血则是静脉出血，如果是咖啡色呕吐物说明胃内有陈旧性出血。

婴儿呕吐是病吗

婴儿吃奶后，常有乳汁自口角溢出。这是由于婴儿还没有经历过直立，胃还是水平的位置，胃肠的发育还不健全，贲门括约肌松弛，加上哺乳过量、过急、吞咽过多空气而导致乳汁溢出，这不是病，不用特别担心，只需喂奶后轻拍后背，排出胃内气体即可，也就是常说的"拍奶嗝"。

拍奶嗝的正确姿势

喂完奶后，家长可将宝宝竖抱起来，使宝宝头靠在肩上，然后一只手托住宝宝的腰，另一只手轻拍宝宝背部，直到宝宝打嗝。

排泄物

小便色赤、大便干，多属热吐；伴有腹泻，多是消化道感染所致。

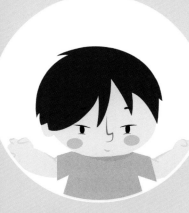

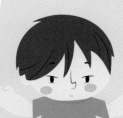

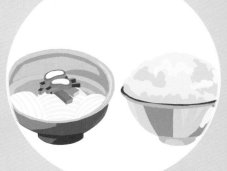

面色表现：面色苍白，多属寒吐；面赤唇红，多属热吐。

饮食表现：食入不化，多属寒吐；口渴饮冷，多属热吐；脘腹胀满，多属伤食吐。

情绪

烦躁不安，多属热吐或伤食。

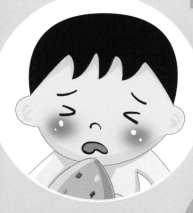

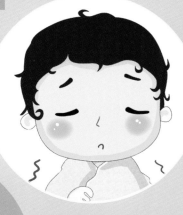

呕吐物表现：呕吐物少，无酸臭气，多属寒吐；呕吐物多，多属热吐；呕吐物有酸馊之气味，吐后得安，多属伤食。

呕吐发作期间进食会加重症状，所以孩子呕吐后，不要再吃东西了。如果有脱水现象，可以给孩子补充儿童专用低渗口服补液盐。孩子呕吐时，父母要观察呕吐物的颜色和症状，记录下来，以便就诊时向医生反映。

其他症状：喜热恶寒，神疲肢冷，多属寒吐；发热，多属热吐；厌食、打嗝吞酸，多属伤食；有鼻塞、流涕等上呼吸道感染症状，多属感冒夹积。

按摩缓解呕吐 和胃降逆止呕

小儿呕吐多为胃气通降，胃气上逆，功能失常所致。外邪宜发散，气郁宜疏理，脾胃虚弱宜温补，痰湿宜消导。在止吐前常常先运用催吐法，直接排邪，邪尽，吐才能止。按摩时手法轻重兼施，推拿半小时后少量喂奶，或进食少许米汤、粥等易消化食物。

清胃经

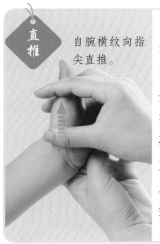

直推

自腕横纹向指尖直推。

胃经位于第1掌骨桡侧缘。用食指、中指夹住孩子拇指，中指叉于孩子虎口固定，拇指快速从腕横纹向指尖推3分钟。

分推腹阴阳

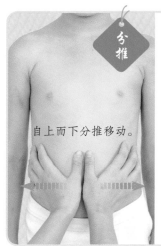

分推

自上而下分推移动。

两手拇指从剑突起，分别推向两侧，边推边从上向下移动，直到平脐为止，操作20次左右。

腕横纹推向板门

板门位于手掌大鱼际中央（点）或整个平面。用拇指指腹快速从腕横纹中点推向板门1分钟。

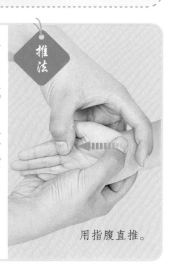

推法

用指腹直推。

逆运内八卦

一只手拇指与食指围成圆圈，另一只手拇指指腹逆时针快速运2分钟左右。

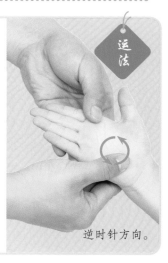

运法

逆时针方向。

搓摩胁肋

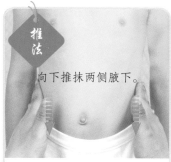

推法

向下推抹两侧腋下。

1 抱孩子同向坐于身上，以双手掌置于两侧腋下，两手同时向下推抹。

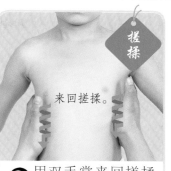

搓揉

来回搓揉。

2 用双手掌来回搓揉胁肋，边搓揉边向下移至天枢。

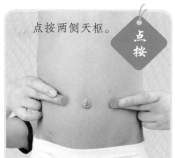

点按

点按两侧天枢。

3 天枢位于肚脐旁开2寸处。用双手中指指腹点按天枢，并一拂而起。步骤1、2、3为1遍，操作3~5遍。

抱肚法

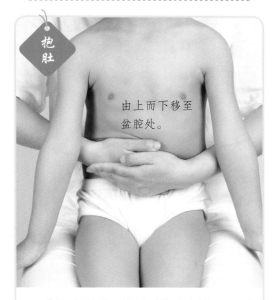

抱肚

由上而下移至盆腔处。

双手从孩子腋下插入置于胸前，双手掌重叠，手掌向上斜，掌心向后尽力挤压，同时配合挺胸、挺腹。从胸腔逐渐向下至盆腔为1遍，操作5~10遍。

揉中脘

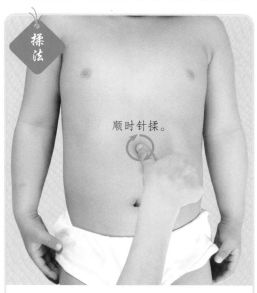

揉法

顺时针揉。

中脘位于脐上4寸，剑突下至脐连线的中点。用拇指或中指指腹回旋揉1分钟。

这样吃，降逆止呕不伤胃

宝宝的消化系统发育还不是很完善，所以平时最好吃一些清淡且容易消化的食物，特别是在宝宝呕吐期间，更不能吃油腻食物，可以喝点姜汤止吐，另外喂些淡盐水，以防出现脱水情况。要及时治疗，以免影响营养物质的摄入。

婴儿呕吐多是溢乳

婴儿呕吐主要以溢乳为主，在婴儿期，胃尚未发育成熟，哺乳过多或吞入空气时，吃奶后常自口角溢出少量乳汁，比较常见，不影响健康。

营养功效
- 生姜能够增强消化能力，降逆止呕，适用于呕吐的宝宝。
- 山楂有消食化积，增进食欲的功效，适用于因食滞伤胃而呕吐的宝宝。

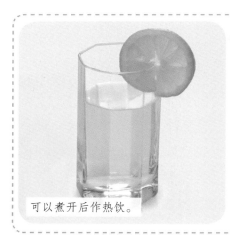

柠檬生姜饮

柠檬2片，生姜、白糖各适量。柠檬、生姜洗净切块，加水榨汁，调入白糖即可。

可以煮开后作热饮。

食疗小知识

呕吐期间应少食多餐，有特殊气味的食物亦应避免给孩子食用、闻及。保持居室空气清新，干净卫生。

山楂白糖饮

炒山楂15克，白糖10克。将炒山楂洗净去核，切片，加少量水煎汁后，兑入白糖搅拌均匀。每天饮用2次。

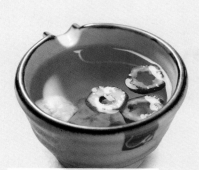

在呕吐后饮用可降逆止呕。

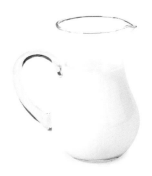

牛奶的性味归经：
性平，味甘；归脾经、肺经、胃经。

小贴士
牛奶富含钙离子，可以补充体内钙的流失。睡前 1 小时喝牛奶有助于睡眠和钙的吸收。

生姜牛奶功效
● 生姜与牛奶同食不仅可以缓解呕吐，还能祛除寒气，适用于腹部受凉后呕吐的宝宝。

姜枣汤功效
● 生姜、红枣同食能健脾温胃，适用于脾胃虚寒导致呕吐的宝宝。

呕吐饮食禁忌
忌食刺激肠胃的食物，如胡椒、辣椒等。
忌食油腻、影响食欲的食物，如肥肉等。
忌食气味浓郁、易导致胃部不适的食物，如榴莲等。

生姜牛奶

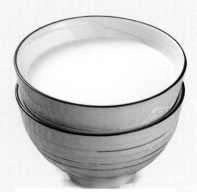

牛奶、生姜末、白糖各适量。将牛奶、生姜末、白糖混匀，煮沸即可。

温热饮用可以温中暖胃，散寒。

姜枣汤

生姜 3 片，红枣 2 颗。生姜洗净切片，红枣洗净。将生姜片和红枣放入锅中，加适量水煎煮，大火煮沸后转小火熬煮 30 分钟左右即可。

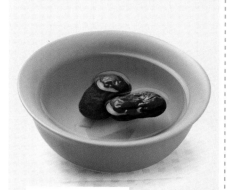

可加些红糖调味。

腹泻

腹泻是孩子较常见的疾病之一，可由多种病因引起，临床上以大便次数增多、大便质地稀薄或如水样为特征。小儿腹泻多见于2岁以下的婴幼儿，年龄愈小，发病率愈高。发病时间无明显季节性，但以夏季和秋季较为多见。孩子在不同季节发生的腹泻，症候表现也会有所不同。小儿久泻迁延不愈者，则易转为营养不良。

孩子腹泻，先找准原因

腹泻如泻下急迫，粪便黄褐而臭，或少量黏液，肛门红赤，多为湿热；大便清稀如水，夹有泡沫，臭气不著，肠鸣腹痛，多为风寒；腹痛即泻，泻后痛减，粪便酸臭，多为伤食；大便时泻时止，粪质稀糊，色淡不臭，夹有不消化食物残渣，多为脾虚；食入即泻，大便清稀，完谷不化，多为脾肾阳虚。

孩子急性腹泻不可忽视的细节

孩子急性腹泻时，父母应注意孩子是否脱水，以及是否有电解质紊乱（水肿、水中毒等）的情况。父母可观察孩子囟门是否凹陷，如小儿囟门已经闭合，可观察孩子在啼哭的时候有没有泪水，口唇是否已经干裂，也可观察孩子的腹部皮肤弹性是否变差了，同时观察孩子的小便次数是不是变少了，甚至很长一段时间内都没有小便了。如果出现类似以上明显脱水的情况或者孩子神志不好时，要赶紧带孩子到医院诊治。

腹泻不可滥用抗生素

孩子腹泻时不能乱用抗生素，除非是便检中脓细胞明显增多，或者血常规检查中白细胞数量明显升高时才可以用。如果没有上述两种检查情况而滥用抗生素，就可能杀死肠道的正常细菌，导致肠道菌群失调，会出现越吃抗生素腹泻越厉害的情况。即使在确诊需要使用抗生素的情况下，也要正确使用。而对孩子生长有影响的药物也绝对不能使用，家长们千万要注意。

孩子腹泻时家长该怎么做

孩子腹泻时，要鼓励孩子多喝水、喝奶（乳糖不耐受性腹泻除外），口服补盐液III。米粥、苹果泥、土豆泥和软面包都是孩子在腹泻时适合吃的食物。

指纹

指纹发紫多属湿热泻；指纹淡多属脾虚泻。

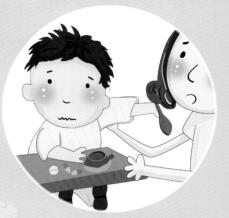

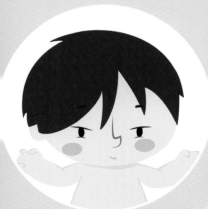

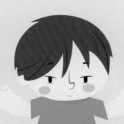

面部表现：面色萎黄，无血色，皮肤干燥，弹性差，多属脾虚泻。

饮食表现：食欲不佳多属湿热泻；呕吐，不思乳食，多属伤食泻。

排便表现

便稀多沫，呈绿色或带奶块，便水酸臭，伴随小便清长或尿少色黄。

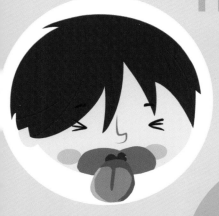

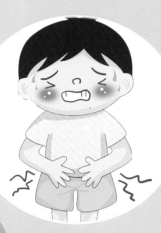

舌象表现：舌质淡，舌苔白腻，多属寒湿泻；舌质红，苔黄腻，多属湿热泻；舌苔厚腻或微黄，多属伤食泻；舌淡苔白，多为脾虚泻。

孩子生病时，家长需要重视其精神状况，小儿腹泻时会伴有电解质紊乱的症状，非常危险。如果孩子腹泻较重，伴有抽筋、神志反应差，甚至昏迷等情况，一定要赶紧带孩子到医院诊治。

腹部表现：肠鸣腹痛，多属寒湿泻；腹痛时时发作，多属湿热泻；腹胀，便前腹痛，多属伤食泻。

按摩缓解腹泻 收敛止泻益气

感染性腹泻 1~2 个疗程可愈，伤食腹泻 1~3 个疗程可愈，过敏性腹泻 1~3 个疗程可愈。此 3 种证型的腹泻手法可偏重，虚性腹泻手法稍轻，需 1~2 个疗程可愈。长期坚持推拿，治疗期间注意补充水分。推拿过程中排气是正常现象，家长不必担心。

清大肠

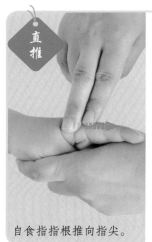

直推

大肠区位于食指桡侧缘，从指尖至指根呈一条直线。一只手虎口卡于孩子食指与中指间，另一只手食指、中指并拢从指根推向指尖，推 3 分钟。

自食指指根推向指尖。

补大肠

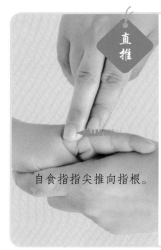

直推

一只手虎口卡于孩子食指与中指间，另一只手食指、中指并拢由指尖推向指根，推 3~5 分钟。

自食指指尖推向指根。

掐揉板门

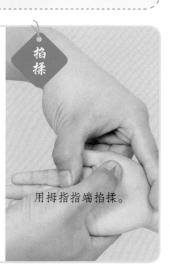

掐揉

板门位于手掌大鱼际中央（点）或整个平面。用拇指或中指端揉掐板门，揉 3 掐 1，操作 1~3 分钟。

用拇指指端掐揉。

摩腹

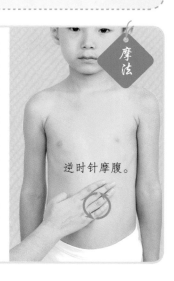

摩法

双掌重叠或单掌置于腹部。以肚脐为圆心，肚脐至剑突距离的 2/3 为半径作圆，逆时针摩腹 5 分钟。

逆时针摩腹。

揉脐

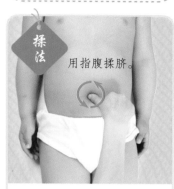

用拇指指腹置于肚脐，轻轻揉动半分钟。

擦脐

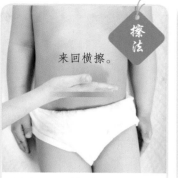

用小鱼际横擦肚脐，以发热为度。

下推七节骨

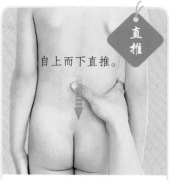

七节骨位于第 4 腰椎至尾骨尖的直线。用拇指或食指、中指指腹，自上而下推 1 分钟。

抱肚法

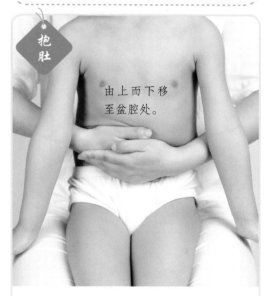

双手从孩子腋下插入置于胸前，双手掌重叠，手掌向上斜，掌心向后尽力挤压，同时配合挺胸、挺腹。从胸腔逐渐向下至盆腔为 1 遍，操作 5~10 遍。

揉龟尾

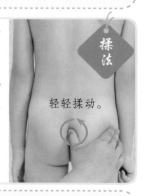

龟尾位于尾椎骨末端下的凹陷中。用拇指指端从尾骨下伸入，直至尾骨前方，揉 1 分钟。

捏挤板门

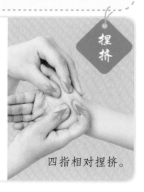

用双手拇食共四指相对，置于板门周围，同时向大鱼际中点推挤，捏挤 10 次。

四指相对捏挤。

这样吃，补气健脾止腹泻

腹泻是宝宝较常见的多发性疾病。对于非感染性腹泻，要以饮食调养为主；对于感染性腹泻，则要在药物治疗的基础上进行辅助食疗，日常膳食应以软、烂、温、淡为原则。宝宝有腹泻的症状，但腹泻次数每天不超过 4 次，家长可以在家进行观察，对症处理。

腹泻期间需要加强营养

腹泻期间，合理的营养补充有利于身体恢复，除非急性期，不可轻易禁食。腹泻停止后继续给予清淡且营养丰富的饮食，必要时每天加餐 1 次，持续 2 周。

炖苹果泥

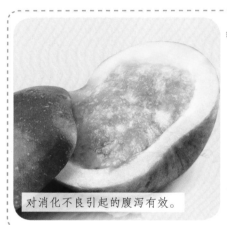

苹果 1 个，去皮、核，切成薄片，放入碗内，隔水蒸 30 分钟，待苹果肉软烂，压碎即可给宝宝食用。

对消化不良引起的腹泻有效。

营养功效

- 苹果能和胃生津，涩肠止泻，可以给腹泻的宝宝少量多次食用。
- 扁豆补脾利湿，山药和薏米都有调理脾胃的功效，本方适用于脾虚引起的腹泻。

食疗小知识

腹泻次数过多时，最好暂时不要给孩子吃或少吃含粗纤维的蔬菜、粗粮等，以免刺激肠蠕动，加重腹泻。

扁豆薏米山药汤

扁豆 50 克，山药 60 克，薏米 30 克。扁豆、薏米洗净，山药去皮，洗净切花刀。将扁豆、薏米、山药块和适量水同煮成汤食用。

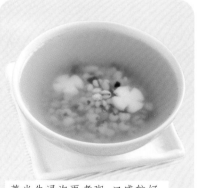

薏米先浸泡再煮粥，口感较好。

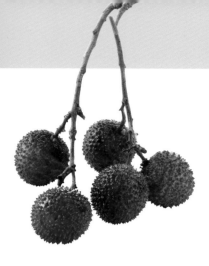

荔枝的性味归经：
性温，味甘、酸；
归脾经、肝经。

荔枝红枣粥功效

● 荔枝红枣粥能补气暖胃，健脾止泻，适用于脾虚泄泻的宝宝。

乌梅葛根汤功效

● 乌梅有涩肠止泻的功效，葛根可解肌退热，生津止渴，此汤可缓解湿热引起的腹泻。

腹泻饮食禁忌

忌食使肠内胀气的食物。
忌食坚硬、不易消化的食物。
忌食寒凉食物。
忌食高脂肪食物。

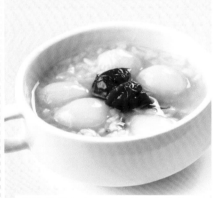

荔枝容易上火，一次不宜吃太多。

荔枝红枣粥

干荔枝肉20克，红枣7枚，大米30克。将红枣洗净去核，与荔枝肉、莲子、淘净的大米一起放入锅内，加水煮成粥即可。

乌梅葛根汤

乌梅10枚，葛根10克，红糖适量。乌梅、葛根洗净，加适量水，大火煮沸后改小火炖20分钟，加红糖即可。

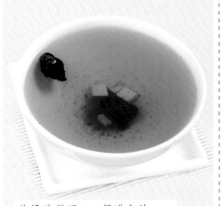

此汤酸甜可口，促进食欲。

⑥ 便秘

儿童便秘是一种常见病症，发病原因有很多。一类属功能性便秘，经过调理可以痊愈；一类为先天性肠道畸形导致的便秘，一般的调理是不能痊愈的。如果家长没有给孩子科学饮食，或者孩子挑食厌食，或者孩子没有养成良好的排便习惯，未形成排便的条件反射等，都会导致孩子便秘。消化不良引起的便秘，一般通过饮食调理可以改善。

便秘的原因都有哪些

饮食不足。 孩子食量太少时，经过消化后，肠道中的余渣少，大便量不足；奶中糖量不足使大便干燥；较长时间的饮食不足，致营养不良使腹肌、肠肌瘦弱，张力不足，蠕动无力，导致顽固性便秘。

食品不适合孩子。 便秘与食物的成分关系密切，如食物中蛋白质含量过多，会使大便呈碱性且干燥，从而引起便秘。当食物（如配方奶粉）中含大量的酪蛋白，粪便中会含大量不能溶解的钙皂致粪便增多，容易便秘。

肠功能失常。 由于生活和排便不规律，排便反射减弱或没有形成排便反射，或肠壁肌松弛，都可引起便秘；某些能使肠壁肌张力减弱、功能失常的药物或疾病以及交感神经功能不正常也可致便秘。

遗传与生理缺陷。 有些孩子出生后即便秘，有家族史，可能与遗传有关。

精神因素。 突然的精神刺激，生活环境、生活规律的改变等可导致短时间内便秘。

便秘的孩子应该吃什么

经常性便秘的孩子，可以多吃含水分丰富的水果，如西瓜、梨、葡萄、水蜜桃、甘蔗、橙子、芒果、木瓜等，还可以在医生指导下尝试使用乳果糖。有些水果可以起到通便的作用，如香蕉、火龙果。如果是孩子偏食、挑食导致所摄入的食物里缺少膳食纤维，或者是孩子摄入食物偏于精细化而便秘，则要多吃点富含膳食纤维的食物，如芹菜、韭菜等绿色蔬菜，玉米、红薯等粗粮杂粮，冬瓜、南瓜等瓜类，萝卜、丝瓜等利水的蔬菜。

喝水可以缓解便秘吗

实际上便秘和喝水多少没有必然的联系。大便干燥主要是由于肠道内益生菌不足或者膳食纤维摄入不够。家长可以适当地给孩子补充益生菌和膳食纤维来缓解便秘。

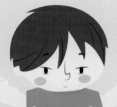

舌象表现

舌苔黄厚多属实证便秘；舌淡苔薄多属虚证便秘。

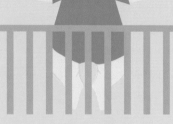

指纹表现： 指纹色紫多属实证便秘；指纹色淡多属虚证便秘。

面色表现： 面色发红多属实证便秘；面色白而无光多属虚证便秘。

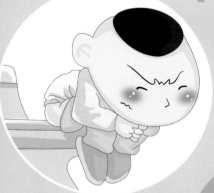

其他症状

孩子身热，口臭，唇赤，小便黄，胸胁痞满，纳食减少，腹部胀，多属实证便秘。

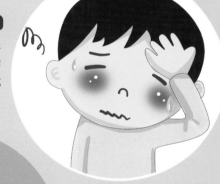

排泄物： 大便干结，便质干硬，形似颗粒，多属实证便秘；大便努挣难下，便质不干，多属虚证便秘。

发热： 有发热症状多属实证便秘；无发热症状多属虚证便秘。

➕

孩子便秘症状较轻的时候，千万不要盲目使用开塞露等灌肠剂。各种原因导致孩子长期憋便也会引起宝宝因肠壁肌肉乏力、功能失常而便秘，家长要特别注意。

按摩缓解便秘 通下行气温阳

便秘以通下为主，实证泄热行气，虚证先通下继而益气温阳。可配合小儿腹肌锻炼，调节孩子胸腹压力，促进孩子胃肠蠕动。宜在晨起空腹时进行推拿，推拿后叮嘱孩子排便，引导孩子建立良好的排便习惯，应长期坚持推拿，并调节孩子饮食。

脘腹部操作

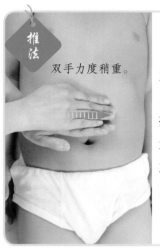

推法

双手力度稍重。

1 荡腹：双手重叠横置于腹部，先以掌根将腹推向对侧。小鱼际着力，注意手掌斜着向下。

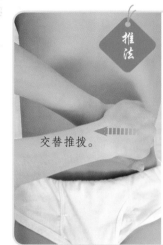

推法

交替推拨。

2 用手指从对侧将腹推荡拨回，推过去与拨回来交替进行，形若波浪荡漾，从上至下为1遍，操作5~8遍。

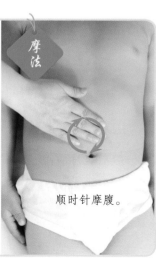

摩法

顺时针摩腹。

3 摩腹：双掌重叠或单掌置于腹部。以肚脐为圆心，肚脐至剑突距离的2/3为半径作圆，顺时针摩腹1分钟。

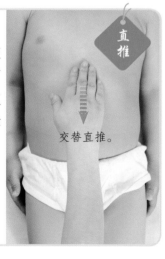

直推

交替直推。

4 下推腹：两手掌交替从剑突向下经中脘直推至肚脐，操作1~3分钟。

点揉龟尾

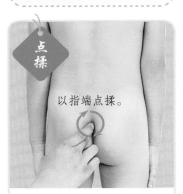

以指端点揉。

龟尾位于尾椎骨末端下的凹陷中。中指屈曲，以指端从尾骨下伸入直至尾骨前方，点揉1分钟。

捏脊

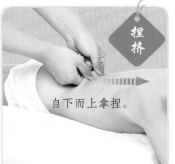

自下而上拿捏。

两手拇指置于脊柱两侧，从下向上推进，边推边以拇指与食、中二指捏拿起脊旁皮肤，操作3~6遍。

点揉足三里

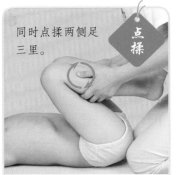

同时点揉两侧足三里。

足三里位于外膝眼下3寸，胫骨嵴旁开1横指处。用两手拇指指腹同时点揉双侧足三里1~3分钟。

补脾经

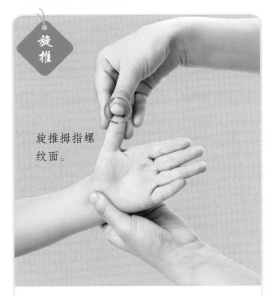

旋推拇指螺纹面。

脾经位于拇指螺纹面。左手固定孩子手腕，右手食指、中指、无名指并拢呈凹槽状固定住孩子拇指，右手拇指顺时针旋推3~5分钟。

抱肚法

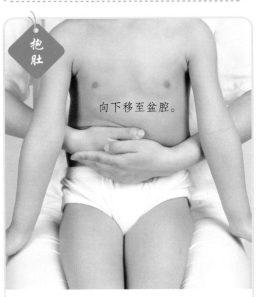

向下移至盆腔。

双手从孩子腋下插入置于胸前，双手掌重叠，手掌向上斜，掌心向后尽力挤压，同时配合挺胸、挺腹。从胸腔逐渐向下至盆腔为1遍，操作5~10遍。

这样吃，润肠通便治便秘

宝宝便秘时，家长要注意观察宝宝的饮食习惯，有计划地让宝宝多吃富含纤维素的蔬菜水果，如胡萝卜、李子、雪梨、桃、西蓝花等。母乳喂养的宝宝，可通过补充活性糖以缓解便秘。如果宝宝便秘严重，超过一周没有排便，建议找医生诊治。

宝宝便秘宜吃食物

宝宝便秘时多进食一些富含优质蛋白质及脂质的食物，有软便润肠的作用。食物中纤维素太少，也易发生便秘，应增加膳食纤维的摄入，多吃青菜。

营养功效
- 冰糖炖香蕉有润肠通便，润肺止咳的功效。
- 红薯能滑肠通便，健胃益气。红薯中含有较多的膳食纤维，能增大粪便的体积，促进排便。

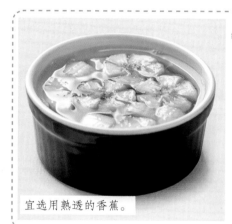

宜选用熟透的香蕉。

冰糖炖香蕉

香蕉 1 根，冰糖适量。将香蕉去皮，切成花瓣状，与冰糖一同放入碗内，加少量开水，隔水炖 15 分钟左右即可。

如何挑选香蕉

表皮金黄且完好无损者，手感厚实而不硬，代表成熟程度刚好。

红薯粥

红薯、小米各 50克。红薯洗净去皮，切小块；小米淘净。将两者放入锅中，加水适量，用大火烧沸后转小火煮至米烂成粥。

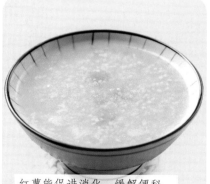

红薯能促进消化，缓解便秘。

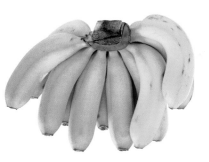

香蕉的性味归经：
性平，味甘、酸；
归脾经、胃经。

小贴士
香蕉中所含的维生素 B_2、钾可以消除身体疲劳，舒缓情绪，还有助于通便清热，辅助治疗便秘。

玉米苹果汤功效

● 苹果富含膳食纤维，与玉米同食可缓解大便干结症状。适用于大便干硬，上厕所疼痛的宝宝。给宝宝食用玉米粒时要尽量捣碎，以免噎着。

核桃粥功效

● 核桃内含有丰富的核桃油，可以软化大便，润滑肠道，还含有大量的膳食纤维，可以促进肠胃蠕动。

便秘饮食宜忌
宜少吃生冷食物。
忌食易胀气和不消化的食物。
忌食量过少。
忌食物过于精细。

玉米苹果汤

苹果 1 个，鲜玉米粒适量。苹果洗净，去皮，去核，切块，与玉米粒一同加水煎煮，煮至食材全熟即可。

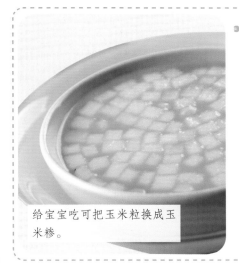

给宝宝吃可把玉米粒换成玉米糁。

核桃粥

核桃仁 5 个，大米 50 克。核桃仁捣碎，大米淘净。大米、核桃碎放入锅内，加水适量，用大火烧沸后，转小火煮至米烂粥熟即可。

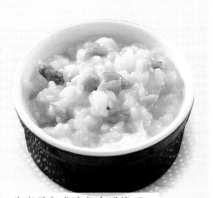

此粥早餐或晚餐食用皆可。

⊗ 厌食

　　小儿厌食症是指长期的食欲减退或消失，以食量减少为主要症状，是一种慢性消化功能紊乱综合征，为儿科常见病。本病可发生于任何季节，夏季暑湿当令之时，发病率较高。儿童时期均可发病，临床以 1~6 岁为多见。长期不愈者，可使气血生化乏源，抗病能力下降，而易罹患他症，甚至会影响生长发育而转化为营养不良。

孩子厌食大多是因为喂养不当

　　除了少数先天脾胃比较虚弱的孩子，大多数厌食的孩子与喂养不当有很大的关系。大多数家庭对孩子的饮食喂养相对过剩。过多高热量高蛋白质的饮食加重了孩子的胃肠负担，损伤孩子的脾胃，久而久之易造成厌食。

　　需要注意的是，孩子进食波动性较大，食量有时较多，有时较少，这些情况都应与厌食相区别。所以，孩子的喂养一定要科学，定时定量喂养，不能完全按照家长或者孩子的喜好喂养。

缺锌可能会使孩子厌食

　　锌在十二指肠和小肠内被吸收，进入血液循环后，与蛋白结合，参与构成一种含锌蛋白——黏液蛋白。这种黏液蛋白对口腔上皮细胞的结构和功能代谢有促进作用。婴幼儿缺锌时，口腔黏膜半衰期缩短，黏膜出现增生和角化不全的症状，舌乳头的味蕾被脱落的黏膜阻塞，出现味觉迟钝，食欲减退甚至厌食。补锌可以使口腔唾液中味觉素含锌量增高，恢复味蕾的敏感度，从而增进食欲。

怎样让孩子爱上吃饭

　　长期厌食可能会对孩子生长发育有影响。喂养可以先从孩子喜欢的食物着手，诱导开胃，待其食欲增进后，再按营养的需要供给食物。同时要纠正不良饮食习惯，做到"乳贵有时，食贵有节"，不偏食、挑食，不强迫进食，饮食定时适量，荤素搭配，少食肥甘厚味、生冷坚硬等不易消化食物，鼓励多食蔬菜及粗粮。

　　家长需要多用心，将饭菜多样化，讲究色、香、味以促进孩子食欲，同时加强孩子精神调护，保持孩子良好情绪。

运动可改善厌食

　　家长要多抽出时间陪孩子做一些运动，一方面可增进亲子关系，另一方面也可增加孩子能量的消耗，能量消耗得多了，食物的摄入量自然也会增加，所以家长们千万不要偷懒。

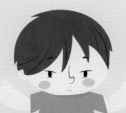

指纹

指纹发紫，一般是脾失健运型厌食；指纹色淡，一般是胃阴不足型厌食。

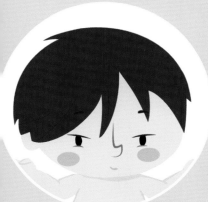

面部表现: 面色无光多属脾胃气虚型厌食；皮肤干燥多属脾胃阴虚型厌食。

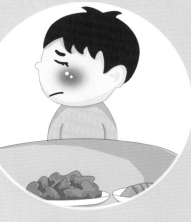

肠胃表现: 食欲不佳或吃饭不香、拒进饮食，腹胀痛，恶心呕吐。

其他

厌食的宝宝通常体形偏瘦，四肢乏力，口干、喝水多。

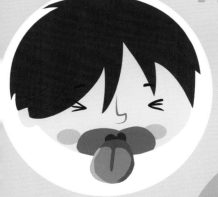

舌象表现: 舌淡红，苔薄白，多属脾失健运型厌食；舌质淡，苔薄白，多属脾胃气虚型厌食；舌红少津，苔少或有花剥苔，多属脾胃阴虚型厌食。

+

有厌食症状的宝宝，要忌食油腻、寒性的食物，如肉类、海鲜、冷饮和生冷瓜果；忌食辛辣、油炸等热性食物，如煎鱼、炸猪排、辣椒、葱姜、茴香；忌食高蛋白、高糖食物。

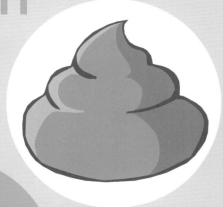

排泄物: 大便不调，多属脾失健运型厌食；大便溏薄夹不消化食物，多属脾胃气虚型厌食；大便偏干，小便短黄，多属脾胃阴虚型厌食。

按摩缓解厌食 消积导滞，补脾胃

　　小儿厌食多数是因中焦脾胃积滞，或脾虚运化功能不足导致的。针对虚证，以补益脾胃为主；针对实证，以消积导滞为主。按摩过程操作 20 分钟。治疗期间要规律饮食，忌油腻、生冷的食物，平时辅以强度适当的运动来增进食欲。

补脾经

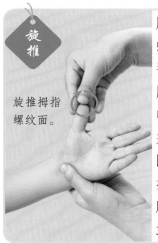

旋推

旋推拇指螺纹面。

脾经位于拇指螺纹面。左手固定孩子手腕，右手食指、中指、无名指并拢呈凹槽状固定住孩子拇指，右手拇指顺时针旋推 3~5 分钟。

捏挤板门

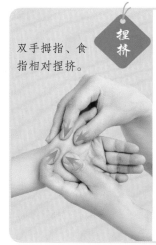

捏挤

双手拇指、食指相对捏挤。

板门，位于手掌大鱼际中央（点）或整个平面。双手拇指、食指共四指相对，置于板门周围（正方形），同时向大鱼际中点推挤，捏挤 10 次。

掐揉四横纹

四横纹位于食指、中指、无名指、小指第 1 指间横纹。用拇指逐一掐揉，每处揉 3 掐 1，从食指至小指为 1 遍，操作 10 遍。

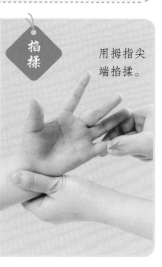

掐揉

用拇指尖端掐揉。

清胃经

胃经位于第 1 掌骨桡侧缘。食指、中指夹住孩子拇指，中指叉于孩子虎口固定，拇指快速从腕横纹至指尖方向直推 3 分钟。

自腕横纹至指尖直推。

直推

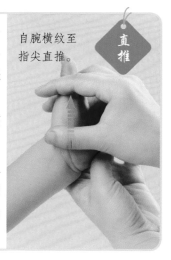

清大肠

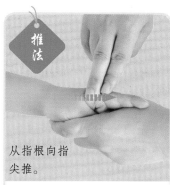

推法

从指根向指尖推。

左手虎口卡于孩子食指、中指间，右手食指、中指从指根推向指尖 3 分钟。

摩腹

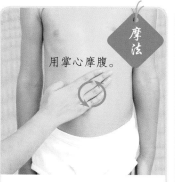

摩法

用掌心摩腹。

双掌重叠或单掌置于腹部。以肚脐为圆心，肚脐至剑突距离的 2/3 为半径作圆，逆时针摩腹 5 分钟。

点揉足三里

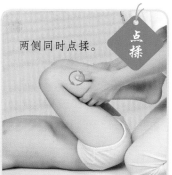

点揉

两侧同时点揉。

足三里位于外膝眼下 3 寸，胫骨嵴旁开 1 横指处。用两手拇指指腹同时点揉双侧足三里 1~3 分钟。

抱肚法

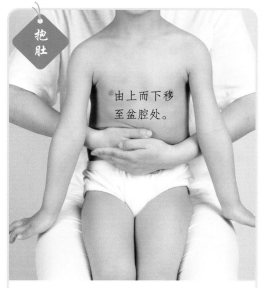

抱肚

由上而下移至盆腔处。

双手从孩子腋下插入置于胸前，双手掌重叠，手掌向上斜，掌心向后尽力挤压，同时配合挺胸、挺腹。从胸腔逐渐向下至盆腔为 1 遍，操作 5~10 遍。

捏脊

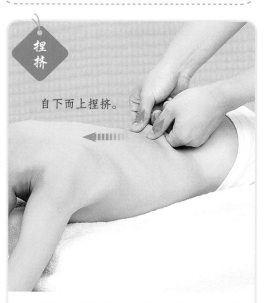

捏挤

自下而上捏挤。

两手拇指置于脊柱两侧，从下向上推进，边推边以拇指与食、中二指捏拿起脊旁皮肤，操作 3~6 遍，最后 1 次捏 3 提 1，提时力度较重。

这样吃，宝宝不偏食，不挑食

宝宝厌食有可能是生活规律紊乱导致，生活无规律会对宝宝的中枢神经系统产生不良影响，导致宝宝的消化系统调节作用紊乱，进而影响宝宝的正常食欲。家长应培养宝宝养成按时起床、吃饭、休息的习惯。

宝宝厌食，心理因素不可忽视

宝宝厌食与心理因素有关。家长的进食观念会直接影响着宝宝的进食行为。家庭气氛不和、宝宝进食时受到责骂、情绪不佳等都会影响宝宝的进食量。

营养功效

- 乌梅味酸性温，可收敛生津，开胃助消化。
- 菠萝补脾胃，固元气。餐后饮菠萝汁能开胃顺气，增加营养，适用于腹部胀满、恶心呕吐的宝宝。

乌梅不能多吃

宝宝食用乌梅有一定的好处，但是不能多吃。乌梅中含有鞣酸，食用过多会影响宝宝身体对铁元素的吸收。

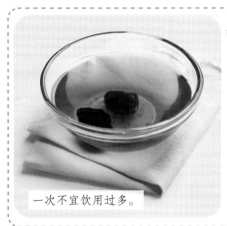
一次不宜饮用过多。

冰糖乌梅汤

乌梅、冰糖各60克。乌梅洗净，去核，切丁，入锅，加适量水煮至半熟，加入冰糖，熬煮至汤稍浓即可，待其冷却后装瓶冷藏备用。

菠萝汁

菠萝1/4个。菠萝去皮，切块，用盐水浸泡30分钟后榨汁即可，餐后饮用。

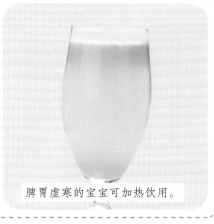
脾胃虚寒的宝宝可加热饮用。

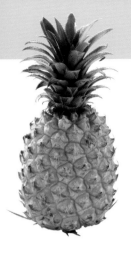

菠萝的性味归经：性平，味甘、酸；归脾经、肾经。

无花果瘦肉汤功效

● 无花果有助消化，清热润肠的功效，与瘦肉一同煲汤能养阴，健胃，适合食欲缺乏的宝宝。

葡萄饮功效

● 葡萄补气血，生津液，补胃阴，增强消化功能，适用于总感到胃部饱胀、不想吃东西的宝宝。

厌食饮食禁忌

忌油腻、寒性的食物。
忌辛辣、油炸等热性食物。
忌零食、糖。
忌高蛋白、高糖饮食。

无花果瘦肉汤

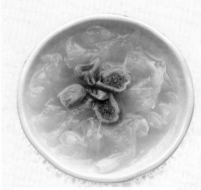

此汤多在秋季食用，可润燥。

无花果 2 个，猪瘦肉 100 克。将猪瘦肉洗净，切块，汆水后与无花果一起放入锅内，加适量水，大火煮沸后转小火炖至肉熟，最后加盐调味即可。

葡萄饮

葡萄 150 克。将葡萄择洗干净，用榨汁机榨成汁即可。

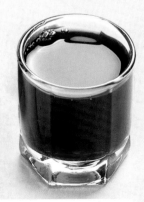

葡萄清洗时可用盐浸泡片刻。

尿床

尿床也称遗尿，是指 5 岁以上的小儿在睡眠中不能控制小便而自行排出的一种病症。中医认为，小儿遗尿多为先天肾气不足、下元虚冷所致。儿童尿床的原因有很多，包括遗传因素、功能性膀胱容量减少、心理因素、睡眠过深等；也可能是因为从小家长没有对孩子进行排尿训练，孩子因此没有养成感觉到尿意就上厕所的良好习惯。

孩子尿床是睡前喝水过多吗

很多家长不认为孩子尿床是一种病，认为孩子是玩累了，喝水多了或者认为是孩子懒，没有养成良好习惯造成的，可能还会责备孩子，这样是不对的。孩子尿床主要是孩子的排尿神经中枢功能不健全，以及对有关神经感应不灵敏引起的。

孩子 3 岁以前尿床大多数是正常的生理现象，随着年龄的增长，这种情况会慢慢得到改善。而孩子对膀胱充盈的觉醒反应，是一个随着年龄增长而渐渐发育成熟的生理过程，一般来说，此过程的发育在孩子 2 岁以后才开始，至少近 5 岁时接近完善。因此，正常的孩子即使在睡眠中也不会发生尿床。遗尿的孩子这种生理过程发育迟缓或存在障碍，不能把膀胱充盈的刺激信号正常传递给大脑皮质，所以会尿床。因此，不能简单地认为孩子尿床是因为睡前喝水过多，更不能责怪孩子。

怎样预防孩子尿床

除了给孩子提供良好的生活环境，避免不良环境刺激造成遗尿，家长还应帮助孩子从小建立良好的作息制度和卫生习惯，比如中午适当休息，可以增加膀胱容量，有意适当延长排尿时间。要给孩子养好良好的排尿习惯，睡前上厕所，睡前尽量不要吃水果或喝太多的水，不要太兴奋。

家长要根据孩子排泄的周期，每隔一段时间就叫醒孩子上厕所，让他清醒地意识到自己要在正确的地方上厕所，而不是迷迷糊糊尿在床上。

肾气不足型与脾肺气虚型尿床要分清

肾气不足型尿床的孩子，反应迟钝，肢体怕寒，腰腿软弱无力，小便色清量多。脾肺气虚型尿床的孩子看起来形体消瘦，而且经常精神倦怠，大便清稀，食欲不佳。

孩子每晚遗尿，睡眠深，不易叫醒，但白天能自主排尿，身体也没有其他不适，可以推拿吗？

孩子白天尿频，尿量少，尿液清，没有尿痛，夜晚遗尿，该怎么推拿？平时注意什么？

小儿的大脑发育尚未完善，对排尿中枢神经系统控制较弱，因此在夜晚熟睡时，若膀胱充盈，易发生不受控制的本能排尿。在基础推拿中加入头面四大手法，天人合一调节人体阴阳，重点操作双点门增加对大脑的刺激，促进大脑发育。另外小儿性情急躁，食欲不振，舌红苔黄，小便少，此为肝经有热，加清胃经，清肝经，双清肠，搓摩胁肋。

孩子若以胃口差、面色黄、尿色清为特征，可在基础推拿上加补脾经，推上三关，捏脊，横擦两肾区，同时可将食盐炒热用纱布或者毛巾包裹，敷于小腹、腰骶，注意不要烫伤孩子。若出现低热、手足心热、夜间汗出、尿色黄等症状，可拿太溪。若伴有高热、口渴、尿色黄热等特征，可退六腑。平时需适当控制孩子饮水，延长排尿间隔时间。

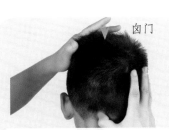

双点门：点按风府并弹囟门，操作 3 分钟。

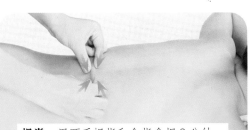

捏脊：用两手拇指和食指拿捏 3 分钟。

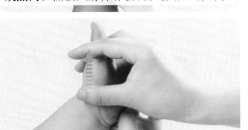

清胃经：自腕横纹向指尖直推 100 次。

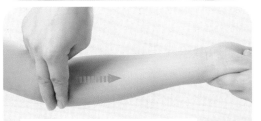

退六腑：自肘向腕直推 100 次。

按摩缓解尿床　补肾温经，固摄膀胱

小儿遗尿多数"脑－脊－肾－膀胱"轴功能失调，天人阴阳关系失调。治疗宜醒脑开窍，温补下元，固摄膀胱，协调天人阴阳。平时培养孩子睡前排尿的习惯，注意疏导孩子心理。按摩宜在晚上入睡前操作。

调五脏

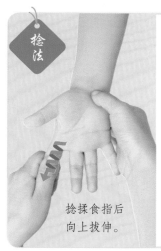

捻法

捻揉食指后
向上拔伸

1 一只手捏住孩子小天心和一窝风，另一只手拇指、食指二指夹持孩子拇指，捻揉3~5次，至指尖拔伸1次。全手五指依次捻揉。

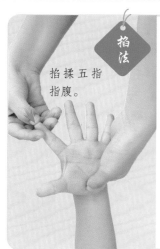

掐法

掐揉五指指腹。

2 用拇指指端从孩子拇指至小指逐一掐指腹，3次为1遍。左右手各3~5遍。

补肾经

肾经位于小指螺纹面。左手固定孩子手腕，右手食指、中指、无名指并拢呈凹槽状固定住小指，右手拇指顺时针旋推2分钟。

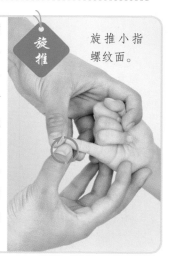

旋推

旋推小指螺纹面。

振脑门

一只手扶孩子前额，另一手握拳轻叩风府数次后，以掌根斜向上方击风府，并就势拔伸颈部，并振风府。反复操作2~3分钟。

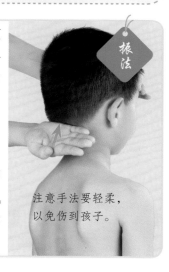

振法

注意手法要轻柔，以免伤到孩子。

揉外劳宫

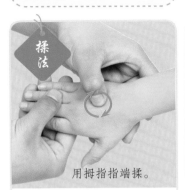

揉法

用拇指指端揉。

外劳宫位于手背正中央，与内劳宫相对。用拇指或中指揉 2 分钟。

操作百会、关元

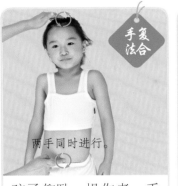

手法复合

两手同时进行。

孩子仰卧，操作者一手置于百会，另一手置于关元。两手同时行摩、揉、振等手法，操作 3~5 分钟。

横擦腰骶

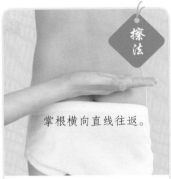

擦法

掌根横向直线往返。

用掌根垂直置于腰骶部，横向快速往返做直线运动，以孩子耐受为度，令局部透热。

操作百会、风府、七节骨

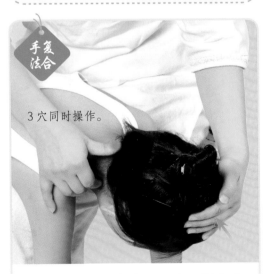

手法复合

3 穴同时操作。

孩子俯卧在操作者两腿上。操作者左手轻弹百会，右前臂压于骶部，肘部摩擦七节骨，右手拇指点按风府。3 穴联用，协调脑脊。

关尿门

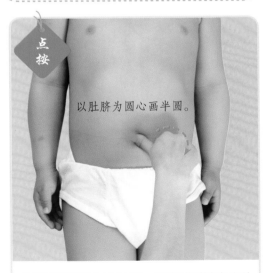

点按

以肚脐为圆心画半圆。

用拇指指腹点按肚脐，四指指节置于平脐水平，四指指背以肚脐为圆心，向耻骨联合处画圆。两侧操作完毕，刚好从小腹外侧向内完成半圆。两侧各操作 6~9 次。

这样吃，补肾益气不尿床

宝宝有尿床症状时，汤类和粥类这种比较稀的食物最好在白天给宝宝食用，尽量少安排在晚上。不要给宝宝喝饮料，不吃辛辣食物和膨化食品，水果也尽量不安排在晚上，睡觉前不要给宝宝喝水。

宝宝尿床宜吃食物

平时可以多给宝宝吃一些补脾补肾的食物，增强宝宝的脾肾功能。山药、红枣等有补脾功效，补肾可以吃一些黑色食物，比如黑豆、黑芝麻、黑米等，另外核桃、韭菜等也有补肾的功效。

营养功效
- 韭菜子具有补肾止遗，暖胃健脾的功效，适用于肾气不足虚寒的宝宝。爱上火的宝宝不建议使用。
- 益智仁有补脾暖肾，缩小便的功效，适用于脾肾气虚尿床的宝宝。

心理引导很重要

宝宝也有自尊心，对于尿床的宝宝，家长应少批评，不然可能会引起宝宝的逆反心理。

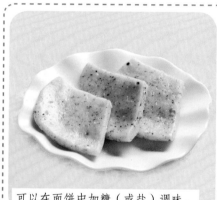

韭菜子面饼

韭菜子、面粉各适量。将韭菜子研成细粉，和入面粉，加水揉面，制成面饼，上锅蒸熟即可食用。

可以在面饼中加糖（或盐）调味。

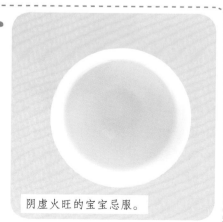

醋炒益智仁

益智仁 5 克，醋适量。益智仁洗净，加醋炒熟，研细末，开水冲服即可。

阴虚火旺的宝宝忌服。

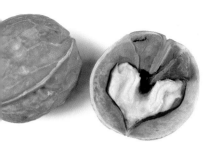

核桃的性味归经：
性温，味甘；归肾经、肺经、大肠经。

小贴士
中医认为，核桃可以补肾固精，润肠通便，健脑益智，对于肾虚尿床的宝宝有一定的缓解作用。

焦核桃蜂蜜功效
- 可滋阴润肺，补肾健脑。

红枣荔枝饮功效
- 荔枝具有补肝肾、益气血的功效，可缓解孩子尿床。红枣食用前将核去掉，以免孩子误食。

尿床饮食禁忌
忌食辛辣寒凉食物。
忌睡前吃水果。
忌睡前喝水和饮料。

焦核桃蜂蜜

核桃仁 100 克，蜂蜜 15 克。将核桃仁放在锅内干炒发焦（不要炒煳），取出晾干调蜂蜜吃。

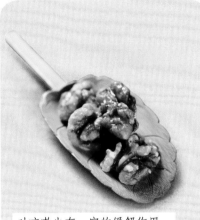

对咳嗽也有一定的缓解作用。

红枣荔枝饮

红枣、干荔枝各 10 颗。洗净去核后用水煮熟，饮汤食果即可。

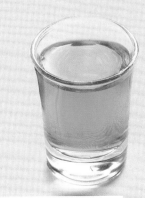

红枣、荔枝去核煮食。

⊗ 肺炎

　　肺炎为小儿常见病，3 岁以内的婴幼儿在冬春两季患肺炎较多，可由病毒或细菌引起。小儿稚阴稚阳之体，肺气虚弱，不能有效地抵御外邪，易受风、寒、暑、热、燥、火侵袭。肺炎的起病可缓可急，一般多在上呼吸道感染后数天或 1 周左右发病。以发热、咳嗽、气紧、嘴唇发绀（紫）、气急鼻扇为主要症状，持续 3~5 天，体温偏高。

肺炎为什么容易找上孩子

　　家长们常常发现自己的孩子一生病就容易发展成肺炎，这与孩子肺部的特殊结构有关。孩子的气管和支气管管腔相对成年人来说比较狭窄，黏液分泌比较少，纤毛运动比较差，不能及时地清除其中的病菌，相比成年人更容易发生感染。再加上孩子不会吐痰，痰液可能会在呼吸道内形成痰栓，因此在感冒或支气管炎后容易转为肺炎。

　　孩子从母体获得的免疫力在 6 个月以后逐渐消失，此时，自身的免疫功能还没有完全建立，因此对外界的防御能力较差，当一些疾病流行或天气严寒时，年龄较小的孩子往往先受到影响。另外，孩子对天气冷暖不能自知，如果家长没能及时添衣保暖，会让他们更容易着凉，从而由感冒发展成肺炎。

得了肺炎怎么办

　　孩子得了肺炎一定要去医院进行规范治疗，防止病情加重和并发症的发生。

　　除了药物治疗外，家长的护理也很关键，比如要保持室内空气清新，经常给孩子变换体位，或者在医生指导下进行拍背，以利于痰液的排出。饮食上要加强营养，多吃富含蛋白质和维生素的食物，少量多餐。

孩子肺炎痊愈后，别急着外出

　　孩子肺炎刚痊愈，有的家长就着急把孩子送到幼儿园，生怕影响了孩子的学习，这样非常不利于孩子肺炎的痊愈和身心的健康。肺炎对孩子来说是一场"大病"，虽然痊愈，但孩子的身体仍然处于虚弱状态，在公共场所中有交叉感染的风险。让孩子在家，由家长精心的喂养和护理，会对孩子尽早恢复健康有很大的帮助。

有没有必要给孩子打肺炎疫苗

　　我们通常所说的小儿肺炎疫苗，即七价肺炎球菌结合疫苗，预防的是由肺炎球菌感染的肺炎，对病毒、支原体、衣原体引起的肺炎没有效果。家长应根据实际情况进行选择。

眼部发红

孩子患肺炎后如果体温为 39.1~40℃，呈现高热的状态，眼部会发红。

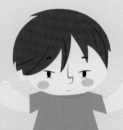

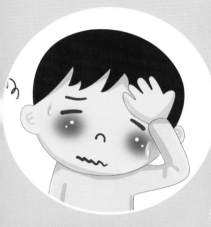

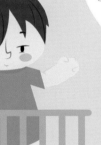

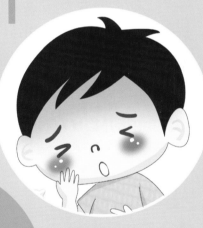

面部表现：高热时会出现面红的症状。这时要注意给孩子降温。

口唇表现：如果长期喘憋，呼吸不畅，可出现口唇发紫的症状。

喘息、呼吸不畅

有的孩子会出现喘息、气急的症状；婴儿患肺炎会表现为呕吐、呛奶等症状。

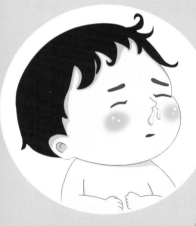

鼻部表现：早期可出现流鼻涕、打喷嚏的症状，如果严重的话会出现呼吸困难，还会有鼻翼煽动的症状。

如果孩子有以上症状表现，要及时去医院诊断，若确诊为肺炎，建议最好住院进行正规治疗。住院治疗有专门的医生管理，能够连续观察孩子病情和用药，及时调整治疗方案。

气喘痰鸣：孩子痰黄稠，呼吸气粗，舌红苔黄腻，喉咙里会有"呼噜呼噜"的痰鸣音。

按摩缓解肺炎 宣肺清热解表

孩子出院后，用推拿按摩进行护理，有助于巩固治疗，或病情初起时可采用推拿。小儿推拿治疗期间若出现呕吐和流鼻涕，是排痰的表现，有利于缓解症状，家长可不用担心。

清肺平肝

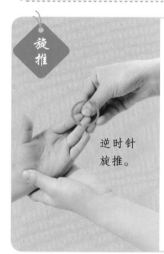

旋推

逆时针旋推。

左手固定孩子手腕，右手食指、中指、无名指并拢呈凹槽状固定住孩子食指和无名指，右手拇指盖住两穴逆时针旋推1~3分钟。

清天河水

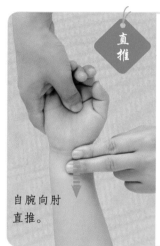

直推

自腕向肘直推。

一只手拇指按于内劳宫，另一只手食指与中指并拢从腕横纹中点推至肘横纹中点，操作3~5分钟。

捻揉中指并掐揉左右端正

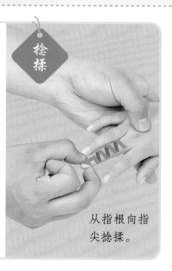

捻揉

1 一只手握住孩子的手，另一只手从孩子中指指根向指尖捻揉3次。

从指根向指尖捻揉。

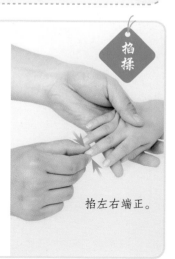

掐揉

2 中指指甲根两侧赤白肉际桡侧为左端正，尺侧为右端正。捻揉至指尖后，掐左右端正10次。

掐左右端正。

开璇玑

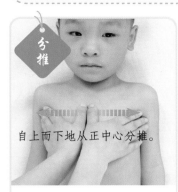

分推

自上而下地从正中心分推。

1 分推胸八道： 用两手拇指或四指，同时从璇玑自上而下，依次从正中心分推至季肋部8次。

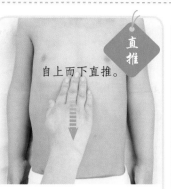

直推

自上而下直推。

2 下推腹： 两手交替从鸠尾向下经中脘直推至肚脐10余次。

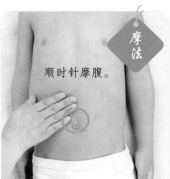

摩法

顺时针摩腹。

3 摩腹： 以肚脐为中心，顺时针摩腹1~2分钟。**气沉丹田：** 从肚脐下推至耻骨联合1分钟。

抱肚法

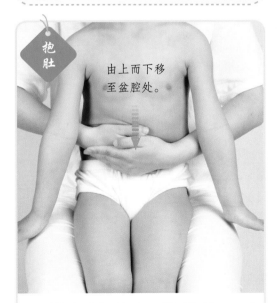

抱肚

由上而下移至盆腔处。

双手从孩子腋下插入，置于胸前，双手掌重叠，手掌向上斜，掌心向后尽力挤压，同时配合挺胸、挺腹。再从胸腔逐渐向下至盆腔为1遍，操作5~10遍。

点揉肺俞、点按缺盆

1 用食指、中指二指指腹点揉两侧肺俞1~3分钟。再用右手掌根叩肺俞，以胸腔有振动为佳。叩后，手掌顺势向下推抹至腰部，操作1~3分钟。

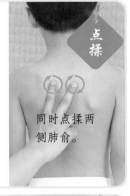

点揉

同时点揉两侧肺俞。

2 用两食指或拇指同时向内下方点按缺盆至孩子最大忍受度，停留数秒，放松，再按，反复操作1分钟。

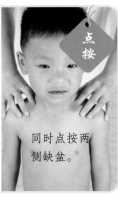

点按

同时点按两侧缺盆。

这样吃，清热化痰去肺火

宝宝出现肺炎症状时饮食宜清淡，多选具有清痰去火，通便等功能的食材。多吃含有优质蛋白的大豆及豆制品，可补充肺炎对机体造成的营养损耗。如果肺炎日久不愈，耗伤正气，可选用具有健脾益肺的食物，有助于增强体质，改善症状。

肺炎期间饮食宜少量多餐

饮食要少量多餐，选择有营养又容易消化的食物，如牛奶、鲜榨果汁，两餐间要给宝宝多喂一些水。注意宝宝咳嗽时不要喂食喂药，避免将食物、药物吸入气管。

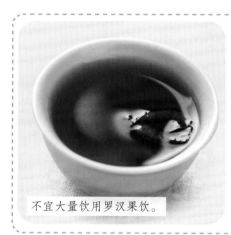

罗汉果饮

罗汉果 10 克。罗汉果洗净捣碎，放入茶杯中，用沸水冲泡 15 分钟即可饮用。

不宜大量饮用罗汉果饮。

营养功效

- 罗汉果可清热润肺，止咳利咽，适用于肺炎引起的肺火燥热。
- 贝母炖梨可润肺止咳，适用于肺炎引起的干咳或痰黏不易咳出、低热等。

食疗小知识

秋季气候干燥时，宝宝常感到皮肤瘙痒、口鼻干燥，有时干咳少痰，每天吃一两个梨可缓解秋燥，有益健康。

贝母炖梨

梨 1 个，川贝母粉 3 克，冰糖适量。梨洗净，横断切成两截，去核，内装川贝母粉，放入大碗中，加入冰糖、适量水，在蒸锅中炖 30 分钟，吃梨，喝汤。

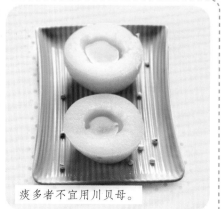

痰多者不宜用川贝母。

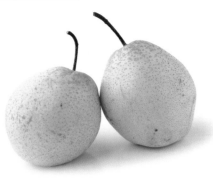

梨的性味归经：
性凉，味甘、酸；
归肺经、胃经。

小贴士
梨是传统的食疗补品，可滋阴润肺，止咳祛痰。常吃梨，对肺炎和上呼吸道感染的患者皆有疗效。

杏仁猪肺汤功效
- 本方具有补益肺气的作用，适用于肺炎恢复期出现乏力、出汗过多、食欲不佳、大便稀等症状的孩子。

冬瓜萝卜汤功效
- 本方具有顺气化痰的功效，对于咳嗽、痰多、气喘的孩子尤其适用。

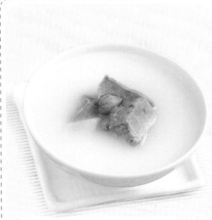

猪肺煮汤前可先氽烫一遍。

杏仁猪肺汤
炒杏仁 10 克，猪肺 1 个，姜片、盐各适量。猪肺冲洗干净切块，放入砂锅，放杏仁、姜片，加水适量，大火烧开后小火炖 1 小时，加盐调味即可。

肺炎饮食禁忌
忌食刺激性食物。
饮食不宜过咸、过甜。
忌食海鲜和油腻之品。

冬瓜萝卜汤
白萝卜 1 根，冬瓜 250 克，盐、香油各适量。冬瓜去皮、去瓤，洗净切块；白萝卜洗净切块。将冬瓜、白萝卜放入砂锅内加水煮熟，放入盐、香油调味即可。

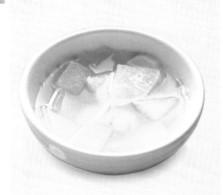

适量食用此汤可助消化。

🜁 哮喘

　　小儿哮喘是一种表现为反复发作性咳嗽、喘鸣和呼吸困难的呼吸道疾病。哮喘的发生与环境因素密切相关，近年来，由于环境污染严重，哮喘的发病率逐渐上升。哮喘除了给孩子自身健康造成较大损害外，也给家庭带来了沉重的负担。因此，家长应当了解一些有关哮喘的基础知识，与医生一起参与孩子哮喘的防治。

哮喘能根治吗

　　对于孩子的哮喘，很多家长担心它是终身性、顽固性的疾病，不能根治。其实不必过于担心，孩子的气管炎症比较表浅，具有较大的可逆性，加上免疫系统功能发育逐渐完善，因此孩子哮喘治愈率明显高于成人。

　　哮喘的治疗目标是预防和控制发作，减少发作次数，减轻发作程度，使孩子生长发育不受影响。对大多数哮喘孩子来说，如果经过系统治疗，在青春发育期前能将哮喘控制到 2 年不发作，就有望根治。

孩子哮喘发作时应该怎么做

　　哮喘发作时，家长应及时将孩子送往医院，进行抗炎平喘的治疗；缓解期，应当严格遵医嘱，继续吸入维持量的糖皮质激素，避免诱发因素，如寒冷刺激、感冒、接触过敏原等。在临床中，不管是发作期还是缓解期，中医中药在治疗哮喘方面效果都很不错。

怎样预防因过敏引起的哮喘

　　孩子得了哮喘，一定要查过敏原，尽量找出孩子对什么过敏，避免接触这些过敏原，减少过敏引起的哮喘发作。

　　大多数哮喘的孩子，过敏原不止一两种。如果孩子做过敏原检测提示对螨虫过敏，家长需要经常对家里的被褥、床单、枕套等螨虫容易寄生的物品进行高温清洗，暴晒；尽量不要给孩子买毛绒玩具。有的孩子对花粉过敏，每到春季时就会诱发哮喘，建议孩子外出时戴上口罩以减少花粉的吸入。如果孩子对海鲜类、牛奶、鸡蛋过敏，除了应当避免吃这些食物外，相关的加工食品也应尽量避免进食。如果孩子对某种药物过敏，应及时告知医生，避免使用此类药物。

家长不要忽略平时的治疗

　　除了药物治疗，家长还要掌握一些有效的推拿按摩手法，这样不仅在发作期对迅速平喘止咳有辅助作用，在缓解期也能帮助孩子调理身体，提高抵抗力，起到保健作用。

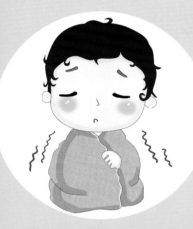

缓解期

反复感冒，出汗多，容易疲劳，面色白或萎黄，食欲不佳，大便稀等。

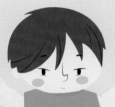

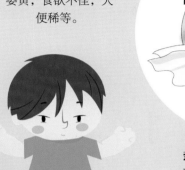

寒性哮喘证表现： 气喘，咳嗽，喉间痰鸣，痰白清稀，怕冷，流清鼻涕等。

热性哮喘证表现为： 气喘，咳嗽，喉间痰鸣，咳痰稠黄，发热，面红，口干，便秘等。

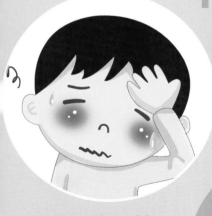

口唇表现

如果气喘严重，长时间呼吸困难，可见口唇青紫。

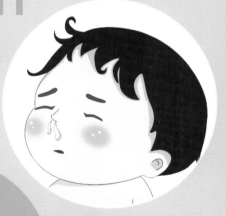

面色表现： 面色红，发热，常见于热性哮喘；面色淡白，常见于寒性哮喘；面色苍白，或萎黄，没有光泽，常见于肺脾气虚型哮喘。

哮喘应及早发现发作先兆，如喉痒、胸闷、干咳等，按医嘱立即使用解痉平喘的喷雾吸入剂。平时注意背部、前胸不要受凉，气候变化不定时，用热水袋温暖前胸后背，可减少发作次数。

鼻部表现： 流清鼻涕，打喷嚏，多由感受风寒引起；流浓黄涕，鼻塞，多由感受风热引起。

按摩缓解哮喘 健脾化痰，通顺气机

小儿素体虚弱，脾肺肾三脏功能不足，易感受外邪，外邪引动痰饮，肺气上逆，痰气相互交阻，阻塞气道，影响肺的通气功能，从而发作为哮喘。药物治疗的同时辅以推拿，可迅速缓解病情，增强肺卫功能。整个过程操作 20 分钟。应坚持长期治疗。

擦头项之交

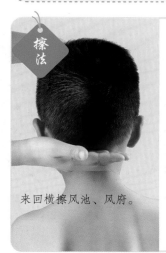

擦法

1 一只手扶孩子前额，一只手小鱼际横置于风池、风府所在位置，快速来回擦动，边擦边移动。

来回横擦风池、风府。

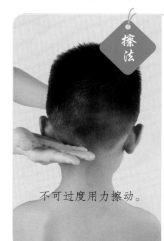

擦法

2 先擦一侧，再擦正后方，再到另一侧，直至擦遍整个头项之交，以透热为度。

不可过度用力擦动。

擦小腹和腰骶

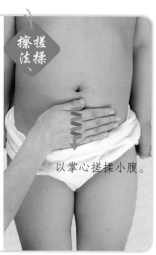

擦法、搓揉

1 先用小鱼际擦小腹，再以手掌掌心搓揉小腹至发热。

以掌心搓揉小腹。

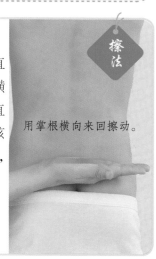

擦法

2 横擦腰骶，以掌根垂直于腰骶部，横向快速往返直线运动，以孩子能耐受为度，令局部透热。

用掌根横向来回擦动。

开璇玑

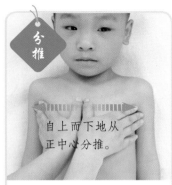

分推

自上而下地从
正中心分推。

1 **分推胸八道：**用两手
拇指或四指，同时从
璇玑自上而下，依次从正
中心分推至季肋部8次。

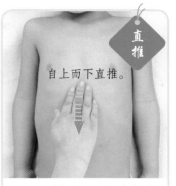

直推

自上而下直推。

2 **下推腹：**两手交替
从鸠尾向下经中脘
直推至肚脐10余次。

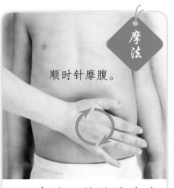

摩法

顺时针摩腹。

3 **摩腹：**以肚脐为中
心顺时针摩腹1~2分
钟。**气沉丹田：**从肚脐
下推至耻骨联合1分钟。

顺运内八卦

一只手拇指、食
指围成圆圈，另
一只手拇指指腹
快速顺时针运3
分钟。

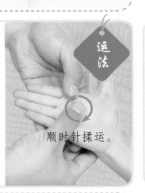

运法

顺时针揉运。

按揉膻中

膻中位于胸部，
前正中线上，在
两乳头之间。食
指、中指二指重
叠，揉3按1，操
作2分钟。

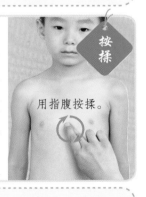

按揉

用指腹按揉。

掐揉二扇门

两手食指、中指
固定孩子手腕，
拇指置于孩子中
指根两旁凹陷中
掐揉，揉3掐1，
力度适中，操作
1~3分钟。

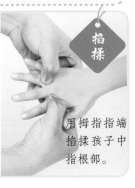

掐揉

用拇指指端
掐揉孩子中
指根部。

点揉肺俞

肺俞位于背部，
第3胸椎棘突下
旁开1.5寸外，左
右各一。以食指、
中指二指点揉3
分钟。

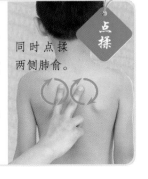

点揉

同时点揉
两侧肺俞。

周大夫开讲啦

这样吃，顺气化痰止哮喘

平时应摄入充足的蛋白质和铁，应多吃瘦肉、动物肝脏、豆腐等，还应多吃新鲜的蔬菜和水果。哮喘实喘热证者，饮食宜清淡，多吃梨、枇杷等新鲜水果，使大便通畅，减轻喘促；虚喘则宜进食滋养补益性食物，如鸡肉、鱼、鸭等。

哮喘的孩子应该吃什么

哮喘的孩子身体素质会比较差，所以一定要特别重视孩子的饮食，建议多食用补肺益气的食物，如白萝卜、南瓜、核桃仁、杏仁、丝瓜等。

营养功效
- 苏子桃仁粥可顺气化痰，活血化瘀，适用于气喘、呼吸不畅等症。
- 饴糖萝卜汁可祛痰下气，适用于气喘较重、咳嗽、咳痰等症。

如何挑选白萝卜
白萝卜宜选上粗下细的，茎身须根越少越好；皮色光洁、不伤不冻、不裂不烂、无黑心的是好萝卜。

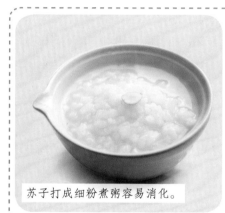

苏子桃仁粥
苏子、桃仁各10克，大米100克，白糖适量。将原料洗净，加水煮至粥稠，撒入白糖即可。

苏子打成细粉煮粥容易消化。

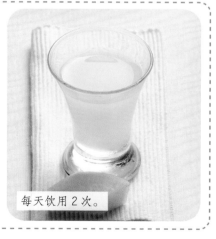

饴糖萝卜汁
白萝卜500克，饴糖100毫升。白萝卜洗净，切碎，以纱布绞汁。每次取白萝卜汁30毫升，调加饴糖20毫升，再加开水适量，搅匀饮用即可。

每天饮用2次。

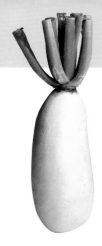

白萝卜的性味归经：
性凉，味甘、辛；归
肺经、脾经。

红枣炖南瓜功效
● 此汤有止咳平喘的功
效，适用于脾气亏虚
型哮喘的孩子。

三子养儿粥功效
● 此粥具有行气化痰的
作用，适用于寒性哮
喘的孩子。

哮喘饮食禁忌
忌食米糟、酒酿等发物。
忌调味过咸、过甜。
忌食豆类、红薯等。
忌食海鲜、油腻食物。

红枣炖南瓜

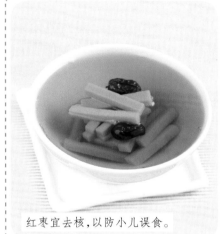

红枣宜去核，以防小儿误食。

南瓜300克，红
枣6枚，红糖20
克。南瓜去皮、
去瓤洗净，切长
条；红枣洗净。
南瓜条、红枣放
入砂锅中，加水
和红糖，大火煮
开转小火炖至南
瓜熟透即可。

三子养儿粥

白芥子6克，苏
子10克，莱菔
子15克，大米
100克。将3味
药洗净，煎汁约
300毫升，倒入
砂锅中加大米熬
粥即可。

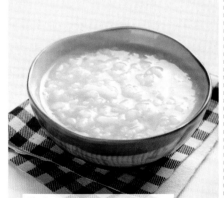

给孩子食用时可加糖调味。

扁桃体炎

扁桃体炎是孩子常见病之一，分为急性、慢性两种，在季节更替、气温变化时容易发病。扁桃体作为呼吸道及消化道的"门户"，当细菌、病毒来临时，扁桃体首当其冲，一旦人的抵抗力下降，细菌、病毒就会在此大量繁殖，扁桃体就会发炎。发炎的扁桃体充血、肿胀，扁桃体的陷窝上会出现许多小脓栓，严重的会布满脓苔。

扁桃体化脓，要用抗生素吗

扁桃体化脓的孩子易患肾炎和风湿性心脏病等疾病，因此在扁桃体炎的急性发作期，要由医生根据血常规判断来合理使用抗生素或中药治疗。在急性期应该适当使用抗生素，待急性期过后，可以通过一些中药、理疗等方法调理。同时应加强身体锻炼，抵抗力增强了才能预防感染，减少扁桃体化脓的概率。如果治疗不彻底，急性扁桃体炎变成慢性，就更麻烦了。

扁桃体反复发炎，要不要切除

扁桃体反复发炎会对孩子的健康造成严重的危害，也会引发一系列的并发症。比如，局部的并发症有中耳炎、鼻炎、鼻窦炎、咽炎，全身的并发症有风湿病、急性肾小球肾炎、败血症、心肌炎等。慢性扁桃体炎引起的扁桃体肥大会导致呼吸困难，时间长了会造成慢性缺氧，从而影响孩子的生长发育。很多家长都知道扁桃体是一个免疫器官，那么，到底什么情况下才必须要把扁桃体切除呢？

5岁以上的孩子，每年发生急性化脓性扁桃体炎或慢性腭扁桃体炎大于4次，建议把扁桃体切除。

扁桃体过度肥大，妨碍吞咽、睡眠、呼吸及发声功能，建议切除。

慢性扁桃体炎已成为引起其他脏器病变的病灶，如肾小球肾炎、风湿热、心肌炎，或与邻近器官的病变有关联，如急性中耳炎、急性喉炎、颈淋巴结炎等，建议把扁桃体切除。

慢性扁桃体炎引起了长期低热，建议把扁桃体切除。

腭扁桃体角化症，或有结石、息肉样增生、囊肿、良性肿瘤，建议切除。

扁桃体肿大的分度标准

I度肿大：扁桃体肿大不超过咽腭弓。

II度肿大：超过咽腭弓，但未达到咽后壁中线。

III度肿大：肿大达到或超过咽后壁中线。

口臭

由于扁桃体内细菌的繁殖生长及残留于扁桃体内的脓性栓塞物，可致口臭。

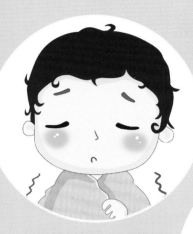

全身表现：畏寒，幼儿可因高热而抽搐、呕吐或昏睡、食欲不振、全身酸懒等。

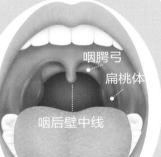

咽腭弓
扁桃体
咽后壁中线

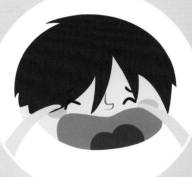

局部表现：咽痛明显，吞咽时尤甚，疼痛可放射至耳部，幼儿常因疼痛而哭闹不安。

扁桃体肿大

肥大的扁桃体可使吞咽困难，说话含糊不清，呼吸不畅或睡眠时打鼾。

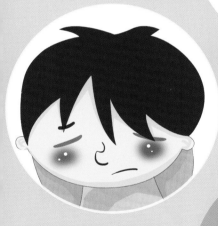

风热外侵：孩子发热恶寒，咽痛难咽，鼻塞，身体疲倦，头身疼痛，咳嗽有痰，多是因风热外侵引起的扁桃体炎造成的。

急性扁桃体炎要去医院治疗，在做过皮下测试后，可选用青霉素、磺胺类药物等治疗；如果扁桃体化脓，还需手术引流。除此之外，还可以遵医嘱给孩子使用一些具有清热解毒功效的喷雾剂或漱口水。

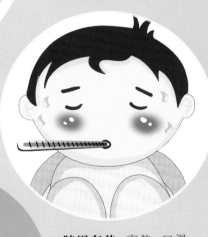

肺胃有热：高热，口渴，嗓子疼，痰黄稠，小便黄，舌红苔黄，这些症状多是由肺胃有热引起的。

按摩缓解扁桃体炎 利咽散结，补益肺脾

扁桃体炎是由热毒深重引起的，治疗时应以清热、排脓、解毒为主。小儿正气虚弱而热毒未尽，痰饮与瘀血相互结合于喉核，此时宜扶正祛邪。扶正以益气为主，兼养阴，邪气应发散。平时应保持口腔清洁，适当摄入多种维生素，特别是维生素 C。

抹咽喉

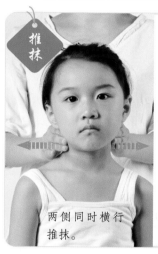

推抹

1 让孩子背对操作者，操作者双手从两侧围住孩子颈部，以食指桡侧分别贴于喉部两侧，横行推抹，去重回轻，操作 1 分钟。

两侧同时横行推抹。

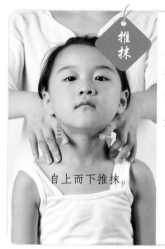

推抹

2 两手食指指腹在喉部两旁从上向下推抹 10 余次。

自上而下推抹。

捏脊并拿肩井

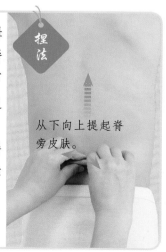

捏法

1 以两手拇指置于脊柱两侧，从下向上推进，边推边以拇指、食指捏拿起脊旁皮肤。操作 5~7 次。

从下向上提起脊旁皮肤。

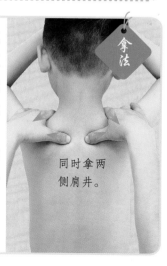

拿法

2 每操作捏背 3 遍至大椎时，就势以拇指置于肺俞，与其余四指相对拿起肩井部肌肉，操作 1 分钟。

同时拿两侧肩井。

清天河水

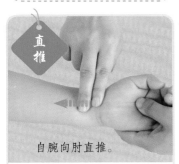

直推

自腕向肘直推。

一只手拇指按于内劳宫，另一只手食指与中指并拢从腕横纹中点推至肘横纹中点，操作 2~3 分钟。

推上三关

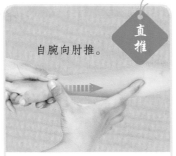

直推

自腕向肘推。

一只手握孩子手指，另一只手拇指从腕横纹推至肘横纹（前臂桡侧）。稍稍激发阳气即可，操作 100 次左右，不可过于温阳。

补脾经

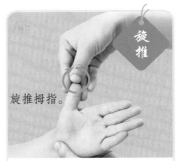

旋推

旋推拇指。

左手固定孩子手腕，右手食指、中指、无名指固定住拇指，右手拇指顺时针旋推 2 分钟。

清肺经

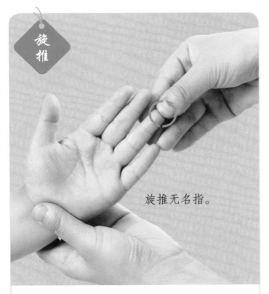

旋推

旋推无名指。

肺经位于无名指螺纹面。左手固定住孩子手腕，右手食指、中指、无名指并拢呈凹槽状固定住无名指，右手拇指逆时针旋推 2 分钟。

补肾经

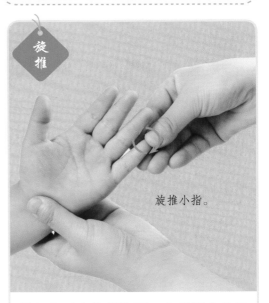

旋推

旋推小指。

肾经位于小指螺纹面。左手固定孩子手腕，右手食指、中指、无名指并拢呈凹槽状固定住小指，右手拇指顺时针旋推 1~3 分钟。

这样吃，解毒消肿散风热

孩子患病期间，饮食要清淡，不宜食太过刺激或过油过咸的食物，避免进一步损伤扁桃体。给孩子多吃一些新鲜的蔬菜瓜果，尤其是能够润喉的食物，如蜂蜜、雪梨、百合、冰糖等。同时保持孩子大便通畅，有助于清火退热。

扁桃体炎患儿宜吃食物

孩子患了扁桃体炎，尤其要注意饮食，宜吃含水分多又易吸收的食物，如甘蔗水、荸荠水、绿豆汤等。慢性期宜吃新鲜蔬菜、水果、豆类及滋润的食品，如青菜、西红柿、胡萝卜、豆浆等。

营养功效
- 罗汉果可清肺利咽，生津润燥，适用于扁桃体反复发炎，伴有咽干口渴等症状的孩子。
- 胖大海可疏散风热，解毒消肿，适用于扁桃体红肿疼痛的孩子。

注意事项
体质寒凉或肠胃功能不佳的婴幼儿不宜服用罗汉果，容易引起腹泻等肠胃疾病。

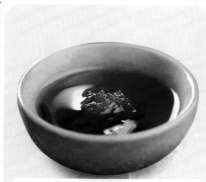

罗汉果梨饮

罗汉果半个，梨1个。将梨洗净，去皮，去核，切碎捣烂，同洗净的罗汉果一起煎水饮用。

对嗓子具有良好的润泽保护作用。

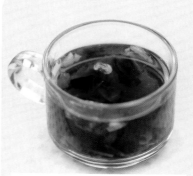

胖大海菊花茶

胖大海5枚，菊花、冰糖各30克。胖大海、菊花分别洗净，同冰糖一起置热水杯中，开水冲泡半杯，闷15分钟左右饮用。

菊花本身清甜，加少量冰糖即可。

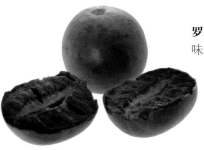

罗汉果的**性味归经：**性凉，味甘；归肺经、大肠经。

黄精冰糖煎功效

● 此汤具有润肺养阴的功效，适用于干咳少痰、咽部不适的孩子。

蒲公英贝母粥功效

● 此粥具有清热解毒，散结消肿的作用，对急性扁桃体炎的孩子尤其适用。

黄精冰糖煎

黄精、冰糖各 30克。黄精洗净。锅中加适量水，放入黄精和冰糖，用小火煮 1 小时。饮汤食黄精。

饮用此汤期间忌食酸、冷食物。

扁桃体炎饮食禁忌

忌食辛辣燥热类食物。
忌食煎炸熏烤类食物。
忌食腌制类食物。
忌食膨化食品、冷饮、甜饮料等。

蒲公英贝母粥

蒲公英 20 克，川贝母 10 克，大米 100 克，白糖适量。将蒲公英择洗干净，与川贝母水煎取汁，加大米煮粥，煮熟后，撒入白糖即可食用。

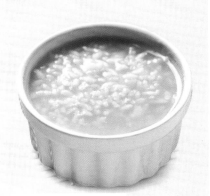

不可加入过多白糖。

❶ 湿疹

婴儿出生后皮肤接触空气，用肺进行呼吸，开始进食，小儿脏腑功能不全，机体容易出现过敏反应。脏腑功能不全容易内生水湿，郁结肌肤表面，形成湿疹，好发于发际、面颈、四肢屈侧、阴囊，严重时累及全身。2 岁以内小儿多见。湿疹会导致皮肤瘙痒剧烈，孩子时常哭闹不安，搔抓摩擦，破溃处容易并发感染。

湿疹与过敏的关系

婴幼儿湿疹与过敏有密切联系，或者说引起湿疹的主要诱因就是过敏。宝宝的消化道屏障和皮肤的屏障发育不全，很容易对一些食物以及外界气候或环境因素产生过敏反应，进而诱发湿疹。

湿疹怎么安全用药

对于婴幼儿，我们要根据孩子湿疹的程度和阶段来合理选择用药。

对于范围很小、症状较轻的湿疹，可以通过注意饮食和日常的保湿护理来缓解，无须药物治疗。对于皮疹面积较大，皮肤有破损、糜烂、渗出液，瘙痒难耐的湿疹，要及时选用不同剂型和强度的糖皮质激素，如局部感染时，要加用含有抗生素的药膏治疗。当皮损处结痂干燥时，要选用合适的润肤保湿品，以保持皮肤的润泽。

如何护理湿疹的孩子

患湿疹的孩子皮肤比健康孩子更敏感，因此在穿衣时尽量选择纯棉的布料，要宽大松软，不要选择毛织品或者化纤布料。另外，穿衣不能过厚，否则容易引起孩子出汗，汗渍会刺激皮肤，造成瘙痒、疼痛。瘙痒时，孩子会用手抓，要把指甲剪短，必要时戴上手套，避免抓破后继发感染。患有湿疹的宝宝最好天天洗澡，洗澡对宝宝的皮肤有保湿和清洁的作用，可以有效减少感染的发生。

对于湿疹的孩子，饮食禁忌比食疗更为重要。婴幼儿最好坚持母乳喂养，因为母乳的营养较全面，有利于孩子吸收，不容易引起湿疹。对于已经添加辅食的宝宝，辅食以清淡、含有丰富膳食纤维和矿物质的食物为主，如菜汁、菜泥、果泥等。

洗澡时应注意什么

洗澡水要控制在 37℃左右；避免使用沐浴露，只用清水洗即可；禁止用力擦拭湿疹部位；洗完用干净的毛巾轻轻拭干皮肤；如果皮损没有渗出液，可适当用一些温和的护肤品。

局限性湿疹

仅发生在特定部位，即可以以部位命名，如手部湿疹、阴囊湿疹、耳部湿疹等。

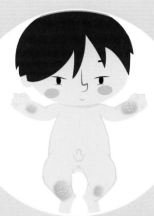

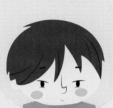

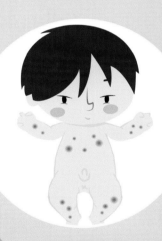

急性湿疹初发表现：皮损初为密集、粟粒大小的丘疹、丘疱疹或小水疱，基底潮红，逐渐融合成片。

亚急性湿疹表现：急性湿疹炎症减轻后，皮损以小丘疹、结痂和鳞屑为主，仅见少量丘疱疹及糜烂。

继发感染

由于搔抓皮损，呈明显的点状渗出及小糜烂面，边缘不清。如继发感染，炎症更甚，可形成脓疱、脓痂、毛囊炎、疖等。

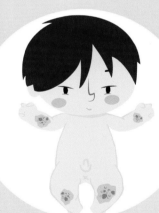

慢性湿疹表现：患处皮肤增厚、浸润，棕红色或色素沉着，表面粗糙，覆鳞屑，或因抓破而结痂，瘙痒剧烈。易复发，经久不愈。

泛发性湿疹：皮损多，泛发或散发于全身多个部位。如钱币性湿疹、自身敏感性湿疹等。

湿疹病因复杂，治疗好转后仍易反复发作，难根治。因临床形态和部位各有特点，故用药因人而异。了解宝宝对什么物质过敏很重要，这样可以有选择地回避这些物质，从而降低湿疹发生的概率。

按摩缓解湿疹　清热利湿

　　湿疹与湿热相关，因此操作时应以清热利湿为主。湿疹治疗时间较长，容易反复，需要坚持推拿方可见效。湿疹涂抹外用药只是治标不治本。积极推拿可以缓解湿疹，也可以减轻孩子的痛苦。

清补脾经

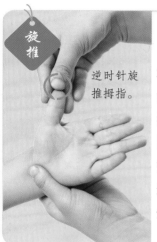

旋推

逆时针旋推拇指。

1 左手固定孩子手腕，右手食指、中指、无名指并拢呈凹槽状固定住孩子拇指，右手拇指逆时针旋推2分钟。

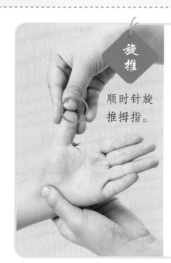

旋推

顺时针旋推拇指。

2 顺时针旋推孩子拇指2分钟。

清天河水

一只手拇指按于内劳宫，另一只手食指与中指并拢从腕横纹中点推至肘横纹中点，操作2~3分钟。

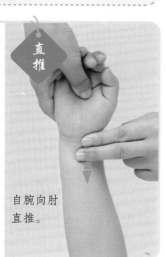

直推

自腕向肘直推。

下推七节骨

七节骨，第4腰椎至尾骨尖成一直线的区域皆是。食指与中指并拢，指腹自上往下推，操作1分钟。

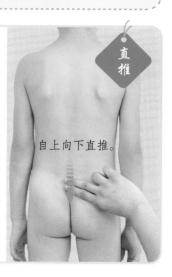

直推

自上向下直推。

清补肺经

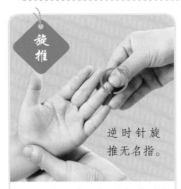

旋推

逆时针旋推无名指。

1 肺经位于无名指螺纹面。操作者用右手拇指指腹逆时针旋推孩子无名指2分钟。

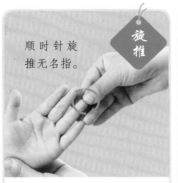

旋推

顺时针旋推无名指。

2 顺时针旋推孩子无名指2分钟。

推上三关

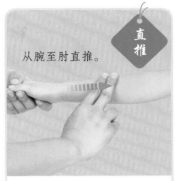

直推

从腕至肘直推。

一只手握孩子手掌，另一只手食指、中指并拢，从腕横纹推至肘横纹（前臂桡侧），操作1分钟。

双清肠

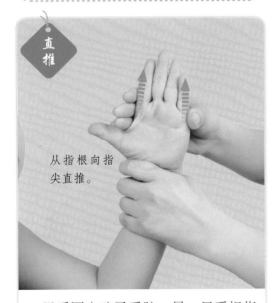

直推

从指根向指尖直推。

一只手固定孩子手腕，另一只手拇指与食指相对，同时从孩子食指桡侧缘和小指尺侧缘由指根向指尖方向推，操作2分钟。

拿血海

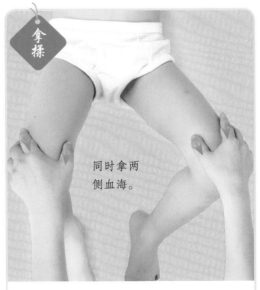

拿揉

同时拿两侧血海。

血海位于股前区，髌底内侧端上2.5寸。操作者一手拇指按于血海，其余四指置于大腿外侧，拿而揉之，操作1分钟。

这样吃，清热除湿去湿疹

　　宝宝在出湿疹期间，家长要注意喂养不要过量，保持消化正常。如果是纯母乳喂养的宝宝，妈妈尽量避免吃容易引起过敏的食物，如对蛋白质过敏，可单食蛋黄。添加辅食的婴幼儿饮食也要适当限制，特别是海产品。

宝宝辅食要注意

　　添加辅食时，要避免选择含食物添加剂的速成品，家长尽量给孩子手工制作。

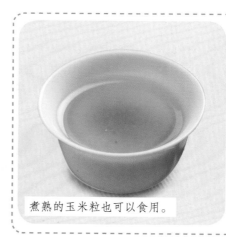

玉米汤

玉米须、玉米粒各适量。玉米须、玉米粒洗净，一同放入锅中，加适量水炖煮至熟，取汤汁即可。

煮熟的玉米粒也可以食用。

营养功效

- 玉米可开胃健脾，除湿利尿，适用于湿疹伴有皮肤潮红的宝宝。
- 绿豆与山药同食具有清热解毒，益气健脾的作用，适用于湿疹伴有腹泻症状的孩子。

如何挑选玉米

要挑选外皮呈青绿色的玉米；若玉米须呈棕色且有光泽，代表成熟可食用；若呈绿色则说明未成熟。

绿豆山药粥

绿豆 30 克，山药 50 克。绿豆、山药洗净，煮至软烂食用。

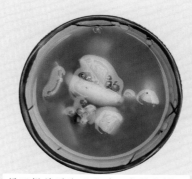

绿豆提前浸泡 6 小时，容易煮烂。

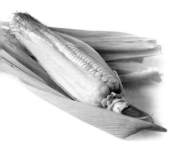

玉米的性味归经：味甘，性平；归大肠经、胃经。

小贴士
玉米有健胃调中，益肺宁心，润肠通便的作用，可治纳少乏力、胃部不适等症，是公认的保健佳品。

茅根薏米粥功效

● 此粥具有清热凉血，除湿利尿的作用，适用于皮损潮红、丘疹水疱广泛、尿黄尿少的湿疹孩子。

赤豆薏米汤功效

● 此汤具有清热祛湿的功效，适用于湿疹的各个时期，是湿疹孩子可以长期服用的膳食。

湿疹饮食禁忌

慎用含防腐剂、膨化剂等的加工食品。

忌食辛辣、油炸、烧烤类的食品。

忌食致敏食物，如鱼、虾、蟹、牛羊肉等。

忌食坚果类食物。

茅根薏米粥

鲜茅根、薏米各30克。鲜茅根洗净，煮20分钟后去渣留汁，放入洗净的薏米熬煮成粥即可。

此粥适合夏季食用。

红豆薏米汤

红豆、薏米各30克，白糖适量。红豆、薏米分别洗净，加水煮至熟烂，加白糖调味即可食用。

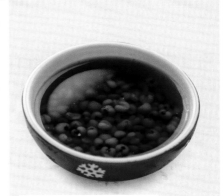

此汤是祛湿健脾的佳品。

🔵 荨麻疹

　　荨麻疹俗称风疹团，是一种常见的皮肤、黏膜小血管扩张及渗透性增加的过敏性皮肤病，主要表现为皮肤大小不一的红斑性及局限性水肿性反应，常伴瘙痒。急性发作时，风团突然出现，较分散，抓挠后会增大增多；慢性发作时，风团反复出现，发作期可达 2 个月。引起荨麻疹的原因有很多，常见原因有食物过敏、药物过敏、感染、内分泌因素等。

婴儿荨麻疹能自愈吗

　　婴儿荨麻疹分为急性和慢性两种。婴儿急性荨麻疹避免过敏原以后，有时是可以自愈的，一般来说，急性荨麻疹比较好治。家长们只需记住八个字："来也匆匆，去也匆匆。"婴儿荨麻疹和上呼吸道炎症、过敏性体质、胃肠道功能失调有一定的关系。比如有一部分宝宝是肠胃功能失调，母乳喂养的妈妈应减少摄入肥甘厚腻的食物；对于过敏性体质宝宝，应查明过敏原，让孩子尽量避免接触确定的过敏原，这样才能痊愈。总之，越早明确婴儿荨麻疹出现的原因，针对原因给予相应的干预措施，预后越好。

慢性荨麻疹与急性荨麻疹有何不同

　　荨麻疹发作的急性期大多只需要使用对抗过敏反应的抗组胺药物治疗，大部分的荨麻疹会在 48 小时以内缓解。少数荨麻疹会反复发作，当孩子皮疹持续发作超过 6 周的时候，就称为慢性荨麻疹，这种情形常常需要长时间的治疗。

荨麻疹的防治措施有哪些

　　由于患荨麻疹的原因各异，治疗效果也不一样。

　　去除病因。找到引起荨麻疹发作的原因，并加以规避。如果是感染引起的荨麻疹，应积极治疗感染病灶。药物引起的荨麻疹应停用过敏药物；食物过敏引起的荨麻疹，找出过敏食物后，避免食用这类食物。

　　避免诱发因素。如寒冷性荨麻疹应注意保暖；乙酰胆碱性荨麻疹应减少活动、出汗及情绪波动；接触性荨麻疹应减少接触的机会等。

　　药物治疗。口服西药、中药或涂抹外用药物等治疗手段都需要在医生的指导下进行。由感染因素引起的荨麻疹，可以选用适当的抗生素治疗。

荨麻疹注意事项

　　注意不要让小儿用手抓挠，保持手的清洁卫生。如果小儿还出现发热症状，不要追求快速退热，要选择安全、温和的方法。患儿还应穿着宽松透气的衣物，以免对患处造成刺激。

皮疹、瘙痒

常突然发生，伴有剧烈瘙痒，经数小时逐渐消失，不留任何痕迹，搔抓部位很快出现红斑。

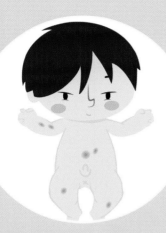

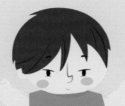

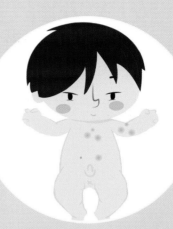

风团形状表现： 形状不定，有圆形、椭圆形、不规则形，偶有皮疹上出现水疱。

风团面积表现： 风团呈红斑状或淡红色大小不等，小如针尖大，大者可达数厘米，偶有波及半侧身体者。

其他表现

部分患儿可伴有恶心、呕吐、头痛、头胀、腹痛、腹泻，严重患者还可有胸闷、不适、面色苍白、呼吸短促等全身症状。

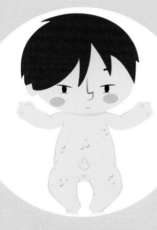

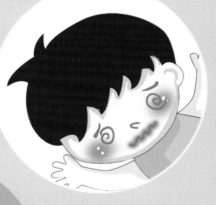

皮肤表现： 皮肤表面出现粉红色或者红色突起的大疙瘩，一般会在几分钟或几个小时后消失。

临床上中医认为初发、急性者多属实证，治以疏风清热或祛风散寒为主；久则慢性者多属虚证，以益气养血，固表为主。中医疗法治疗荨麻疹需辨证施治，中药外洗、口服均能取得较好的效果。

口唇表现： 荨麻疹严重时还会伴有嘴唇或口腔内部的肿胀，甚至导致呼吸困难。

按摩缓解荨麻疹 疏风解表止痒

小儿荨麻疹发病多为外感风寒、风热之邪，或先天禀赋不足，更易受外邪侵袭，或者因外界物质和饮食过度敏感而发病。禀赋不足者，可扶助正气以增强机体的适应性。初期或急性期手法可偏重，反复发生或后期手法宜偏轻。

清心经

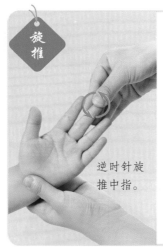

旋推

心经位于中指螺纹面。左手固定孩子手腕，右手食指、中指、无名指并拢呈凹槽状固定住中指，右手拇指逆时针旋推 1~3 分钟。

逆时针旋推中指。

掐揉二扇门

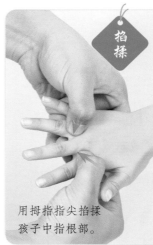

掐揉

二扇门位于手背，中指根两侧凹陷中。两手食指、中指固定孩子手腕，拇指置于孩子中指根两旁凹陷中掐揉，揉 3 掐 1。反复操作 2 分钟。

用拇指指尖掐揉孩子中指根部。

按揉血海

血海位于股前区，髌底内侧端上 2.5 寸。一手虎口置于髌骨下缘，拇指与其余四指相对拿住血海和其对侧，按揉 3 分钟。

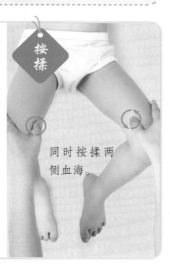

按揉

同时按揉两侧血海。

推桥弓

桥弓是沿胸锁乳突肌走行的一条直线。以食指、中指自耳后乳突沿胸锁乳突肌缓慢推向胸锁关节，操作 10 次。

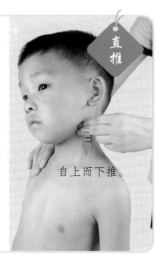

直推

自上而下推。

拿肩井

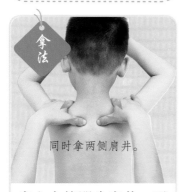

同时拿两侧肩井。

肩上大筋即为肩井。两手拇指与其余四指相对拿住大筋，轻快向上拿起1分钟。

清天河水

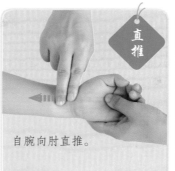

自腕向肘直推。

一只手拇指按于内劳宫，另一只手食指与中指并拢从腕横纹中点推至肘横纹中点。以红赤为度。

退六腑

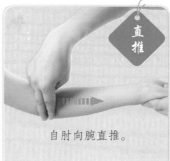

自肘向腕直推。

一只手握孩子手腕，另一只手食指与中指指腹从肘横纹推至腕横纹（前臂尺侧），操作3分钟。

头面四大手法

1 开天门：两手拇指指腹交替从两眉正中推向前发际，直推50次。

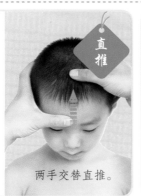

两手交替直推。

3 揉太阳：两手拇指或中指指腹置于太阳，揉1~3分钟。

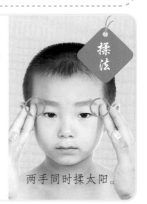

两手同时揉太阳。

2 推坎宫：两手拇指指腹自眉心同时向两侧眉梢推动，分推50次，以皮肤发红为度。

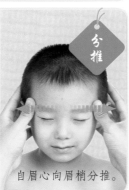

自眉心向眉梢分推。

4 掐揉耳后高骨：两手拇指或中指指腹置于耳后高骨，揉3掐1，操作50次。

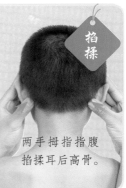

两手拇指指腹掐揉耳后高骨。

这样吃，祛湿利水益脾胃

特定饮食是荨麻疹常见的诱发因素之一，家长务必留意宝宝每次发病与进食食物种类之间的关系，一旦明确引起发病的食物，以后应避免再吃。由于各种食品添加剂常作为荨麻疹诱发因素，因此还需避免进食含食品添加剂的加工食物。

宝宝日常生活管理

在宝宝患病期间，家长应帮助宝宝规律作息，保持心情愉悦，尽量避免进食常见的诱发食物，包括贝类、鸡蛋、牛奶、花生、坚果、西红柿、巧克力等。

营养功效

- 牛肉与南瓜同食，适用于风寒型荨麻疹的宝宝。
- 薏米粥渗湿利水，健脾益胃，用于脾虚湿盛型荨麻疹。

可用中药预防

中药如黄芪、大枣、防风、黄精、山药、党参等，可促进代谢，调节内分泌系统，有明显的抗过敏作用。

牛肉南瓜条

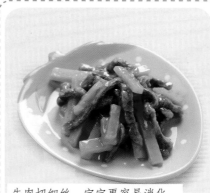

牛肉切细丝，宝宝更容易消化。

牛肉 100 克，南瓜 200 克，盐适量。牛肉洗净，加水炖熟，捞出切条。南瓜去皮、瓤，洗净切条，入锅加牛肉条、盐同炒，炒熟即可。

薏米粥

薏米 20 克，白糖适量。将薏米洗净放入锅内，加水适量，煮烂成粥，调入白糖食用即可。

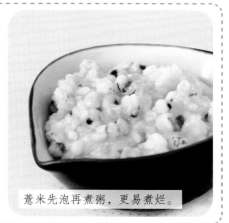

薏米先泡再煮粥，更易煮烂。

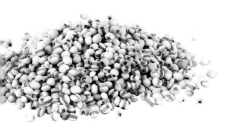

薏米的性味归经：性微寒，味甘；归脾经、胃经、大肠经。

小贴士

薏米能健脾除湿，凉血解毒，并有清热利尿的作用，对湿疹、荨麻疹等有辅助治疗效果。

菠菜粥功效

● 此粥养胃润燥，健脾益气，适用于慢性荨麻疹患者。

冬瓜汤功效

● 冬瓜可清热利尿，养胃生津，用于湿热型荨麻疹。

荨麻疹饮食禁忌

忌食海鲜、罐装腌腊食品。

短期内忌食牛奶、鸡蛋等。

避免过饥过饱及偏食。

忌暴饮暴食。

菠菜粥

菠菜、大米各50克。菠菜洗净，焯水后切碎。大米洗净，置于锅内，加水适量，熬至米熟汤稠，放入菠菜，继续熬至粥成即可。

菠菜焯水可去草酸。

冬瓜汤

鲜冬瓜50克，盐适量。将冬瓜去皮、去子，洗净，切成小块，加适量水熬煮成汤，出锅时加盐调味，饮汤食瓜。

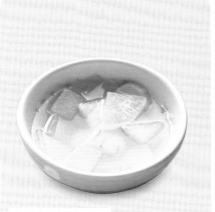

冬瓜也可不去皮。

🫖 手足口病

手足口病是由肠道病毒引起的传染病，多发生于 5 岁以下小儿，表现为口痛，厌食，低热，手、足、口腔等部位出现小疱疹或小溃疡，多数患儿 1 周左右可自愈，少数患儿可引起心肌炎、肺水肿、无菌性脑膜炎等并发症。本病可以经过胃肠道传播，也可以经过呼吸道传播，如果接触过患儿的口鼻分泌物或带疱疹液的物品，也会造成传播。

如何预防手足口病

勤洗手。做到饭前、便后、外出回来后都用肥皂或洗手液给孩子洗手，每次洗手 15 秒以上，让孩子养成讲卫生的好习惯。

吃熟食。给孩子准备的食物要彻底清洗干净，并加热煮熟，不要让孩子喝生水、吃生冷食物，少让孩子吃零食。

日常用品勤清洗。对孩子的玩具、餐具要经常清洗，衣物、被褥经常换洗暴晒，婴幼儿使用的奶瓶、奶嘴，在使用前后应充分清洗消毒。

避免接触患病的孩子。不要让孩子接触患病的孩子，也不要接触他们的衣物、玩具、排泄物等，以减少被传染的机会。

少出门、勤通风。在手足口病流行季节，不宜带孩子到人群聚集、空气流通差的公共场所，注意保持家庭环境卫生，经常开窗通风。

手足口病孩子的护理

轻症患儿不必住院，宜居家治疗、休息，孩子的房间要定时开窗通风，保持空气新鲜；减少人员进出孩子房间，避免继发感染；家人不要在室内吸烟，防止空气污浊。

患病孩子宜卧床休息 1 周，多喝温开水，防止因发热、失去体液而脱水。平时尽量让孩子待在家里，避免去公共场所，直到热度、皮疹消退及水疱结痂，一般需隔离 2 周。

孩子可能因发热、口腔疱疹不愿进食，所以饮食要清淡、易消化，口腔有糜烂时多吃流食，禁食冰冷、辛辣等刺激性食物。年龄大些的孩子饭前、饭后要用淡盐水漱口；年龄太小的孩子可用消毒棉棒蘸淡盐水轻轻擦拭口腔。

温馨提示

目前没有药物可以预防手足口病。手足口病主要是通过密切接触途径传播，提倡通过"勤洗手、多通风、吃熟食、喝开水、晒太阳"来预防。

发热

半数孩子会有不同程度的发热，也有的孩子不发热，部分孩子会有头痛。

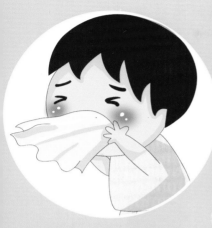

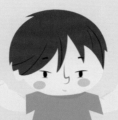

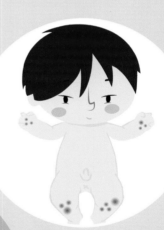

全身表现：可能出现感冒的症状，如流鼻涕、咳嗽、食欲缺乏、恶心、呕吐、头痛。

舌象及面部表现：患手足口病孩子的舌质会比较红，舌苔黄腻，面色苍灰，皮肤有花纹，指（趾）发绀（青紫色）。

其他表现

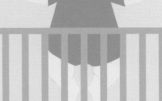

精神差，嗜睡，易惊，呕吐甚至昏迷；呼吸浅促或呼吸困难；惊厥等。

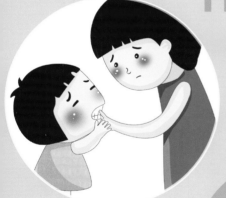

口部表现：扁桃体、悬雍垂、颊黏膜、舌面、牙龈、软腭等口腔部位会出现疱疹，有时会疼痛，影响进食，流口水等。

手足口病的临床表现有"四部曲"和"四不特征"："四部曲"是指孩子手、足、口、臀四个部位可出现斑丘疹和疱疹；"四不特征"是指手足口病的皮疹具有不痛、不痒、不结痂、不结疤的特征。

丘疹、疱疹：手、足、臀、臂、腿出现斑丘疹，后转为疱疹。疱疹周围可有炎性红晕，疱内液体较少。

按摩缓解手足口病 清热解毒祛湿

　　小儿外感手足口时疫病毒，是脾肺湿热过盛所致。手足口病是传染性疾病，按摩时需要与其他孩子隔离。操作结束后，操作者应洗手消毒。发病期间应饮食清淡，多饮开水。在家休养，不要出入公众场所，避免传染其他儿童。

清天柱骨

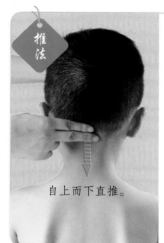

推法

自上而下直推。

一只手扶孩子前额，另一只手蘸水，先以食指、中指并拢轻拍后颈部20余次，再由后发际线推至大椎，以局部潮红为度。

清脾经

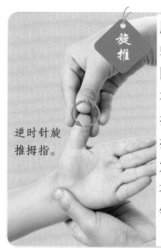

旋推

逆时针旋推拇指。

脾经位于拇指螺纹面。左手固定孩子手腕，右手食指、中指、无名指并拢呈凹槽状固定住孩子拇指，右手拇指逆时针旋推3分钟。

清肺经

左手固定孩子手腕，右手食指、中指、无名指并拢呈凹槽状固定住孩子无名指，右手拇指逆时针旋推3~5分钟。

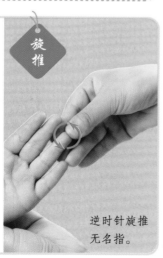

旋推

逆时针旋推无名指。

清天河水

一只手拇指按于内劳宫，另一只手食指、中指并拢从腕横纹中点推至肘横纹中点，以红赤为度。

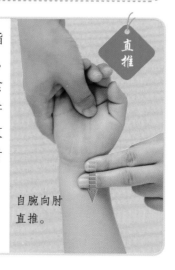

直推

自腕向肘直推。

按揉中脘

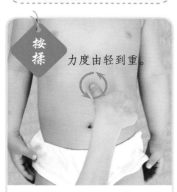

按揉

力度由轻到重。

中脘位于脐上 4 寸，剑突下至脐连线的中点。以拇指或中指指腹回旋按揉中脘 3 分钟。

揉腹

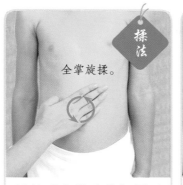

揉法

全掌旋揉。

以单手全掌或掌根置于腹部回旋揉 3 分钟，边揉边缓缓在腹部移动。

点揉足三里

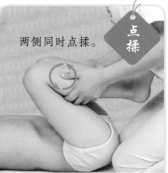

点揉

两侧同时点揉。

用两手拇指指腹同时点揉双侧足三里1~3分钟，以感到酸、麻、胀为度。

捏脊

捏挤

自下而上拿捏。

两手拇指置于脊柱两侧，从下向上推进，边推边以拇指与食指、中指二指捏拿起脊旁皮肤，操作 3~6 遍，最后 1 次捏 3 提 1，提时力度较重。

点揉曲池

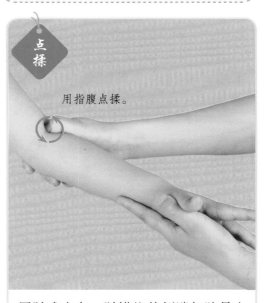

点揉

用指腹点揉。

屈肘或直角，肘横纹外侧端与肱骨上髁连线中点即是曲池。用拇指指腹按于曲池，点而揉之。操作 1~3 分钟。

这样吃，清热祛火利水湿

孩子患手足口病之后宜吃温凉、软糯、清淡的食物，因为孩子口腔疱疹在发病后会形成溃疡，这时候孩子嘴巴会有疼痛感。如果饮食上吃了辛辣或者热一点的食物，就会产生明显疼痛感。给孩子吃一些偏凉的食物，能够缓解孩子的疼痛。

手足口病患儿宜吃温凉食物

家长给孩子选择的食物，味道以不刺激为主，过于酸辣的食物不适合给孩子吃。可吃一些清热利水、凉血的食物，如绿豆、薏米、芦根等，做成粥或茶饮即可。

营养功效

- 淡竹叶粥具有清心火，除烦热，利小便的功效，适用于因手足口病而出现烦躁不安、尿少症状的孩子。
- 薏米绿豆粥具有清热祛湿的功效，适用于患手足口病后食欲不佳、恶心的孩子。

注意事项

不要用铁锅煮绿豆，铁锅会使绿豆汤变成黑色；也不要加入碱，碱会破坏多种 B 族维生素，降低其营养功效。

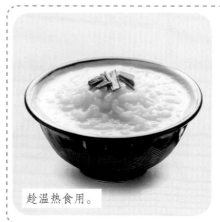

趁温热食用。

淡竹叶粥

淡竹叶 15 克，大米 100 克，白糖适量。淡竹叶、大米分别洗净。淡竹叶放入锅中，加水煮沸后约 10 分钟，加入大米，继续煮成粥，最后加入白糖即可。

薏米绿豆粥

薏米、绿豆各60 克。将薏米、绿豆提前浸泡 3 小时。下锅前分别洗净，同入锅中加水煮成粥即可。

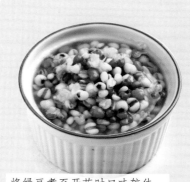

将绿豆煮至开花时口味较佳。

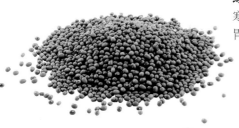

绿豆的性味归经：性寒，味甘；归心经、胃经。

小贴士

绿豆含有维生素、钙、磷、铁、镁、锌等多种营养物质，能清热祛火，利水湿，并有抗过敏的功效。

拌绿豆芽功效

● 此菜具有清热解毒，利尿的作用，适用于孩子患手足口病的各个时期，尤其是伴有尿黄、尿少症状孩子的理想膳食。

芦根大米粥功效

● 此粥具有清热除烦，止呕的作用，适用于因高热引起口渴、烦躁不安、哭闹、呕吐的手足口病孩子。

手足口病饮食禁忌

忌食寒凉辛辣的食物。

忌食腌制的食物，如咸菜、腊肠、咸鱼等。

忌食海鲜类食物，如螃蟹、龙虾、扇贝、带鱼等。

拌绿豆芽

水发新鲜绿豆芽、鲜山楂丝、香油、盐各适量。将绿豆芽和鲜山楂丝用开水焯熟，捞出后沥水，拌以盐、香油即可食用。

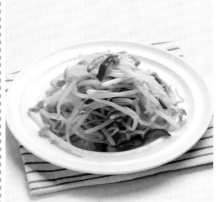

绿豆芽焯后过凉水，口感更加爽脆。

芦根大米粥

新鲜芦根约40克，大米100克。将鲜芦根洗净，切成小段，煎后去渣取汁，加入洗净的大米煮粥，煮至粥稠米烂即可。

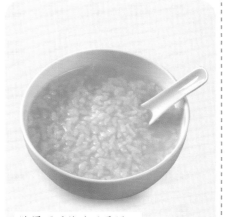

脾胃不适的孩子忌用。

⑧ 水痘

　　水痘是由水痘带状疱疹病毒引起的，是传染性极强的常见出疹性传染病。水痘可以发生在任何季节，但以冬春两季较为多见，幼儿及学龄前儿童容易被传染。水痘主要通过空气中的飞沫传播，还可以通过接触患儿疱疹内的疱浆以及衣服、玩具等传染。大多未出过水痘的孩子感染病毒后会发病，一般一次感染后可获终身免疫。

孩子得了水痘应该怎么办

　　勤给孩子量体温，如果孩子有发热的情况，父母要及时在医生指导下给孩子服用退热的药物来尽快退热，并给孩子喝大量的温开水。

　　防止孩子抓挠疱疹，若抓破容易发生感染，还会留下瘢痕，妈妈要经常给孩子剪短指甲，并保持手指清洁。

　　为减轻孩子的瘙痒感，可以用温水来给孩子淋浴，也可用适量的金银花、蒲公英、车前草一同煮水给孩子洗浴或擦浴，以清热解毒。

　　如果孩子感到奇痒，给他穿宽松柔软的棉质衣服，孩子会感到舒适。

　　为预防水痘传染，应对孩子隔离至皮疹全部结痂为止，不要让孩子接触水痘患者，对接触过水痘患者的孩子最好也要隔离观察 2 周。

得了水痘可以洗澡吗

　　有些妈妈担心洗澡容易将水痘弄破，不敢给孩子洗澡，其实皮肤上有很多细菌，应及时清洗，否则孩子不慎抓破了水痘，细菌经破损部位侵入身体，严重时会造成感染。所以即使孩子患水痘时也应勤洗澡、勤换衣，但洗澡时动作要轻柔，水温稍低于平时，洗澡后不要用毛巾直接擦干身体，而应用干爽、柔软的大浴巾轻轻把水分吸干。

接种水痘疫苗要注意什么

　　接种水痘疫苗是最有效的预防手段。目前应用的水痘疫苗是一种减毒的活病毒疫苗，接种后可以起到很好的预防作用，而且水痘疫苗所产生的保护作用可以长期存在。

　　一般来说，12 月龄至 12 周岁未感染过水痘，并且也没有接种过水痘疫苗的孩子，接种一次水痘疫苗就可以对水痘产生免疫力，达到预防疾病的效果。13 周岁及以上的人群则需要接种 2 次，2 次接种疫苗的时间需间隔 6~10 周。

哪些情况不适合接种疫苗

　　如果孩子有发热、急性传染病等病症应暂缓接种疫苗。孩子接种水痘疫苗后，应在接种医院停留 30 分钟，观察无异常后才可离开。

皮疹分布

呈向心性分布，即躯干多、面部四肢较少、手足更少。

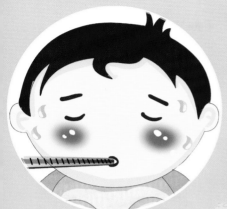

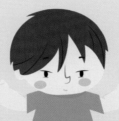

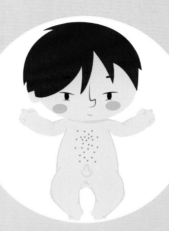

全身表现： 起病较急，初期会有类似感冒的症状，出现发热、头痛、全身倦怠、恶心、呕吐、腹痛等。

皮肤表现： 有的孩子没有任何不适症状而首先出现皮疹。皮疹先在躯干出现，逐渐延及头面部和四肢。

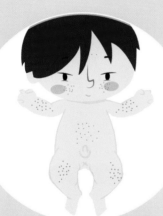

黏膜受损

黏膜亦常受侵，见于口腔、咽部、眼结膜、外阴、肛门等处。

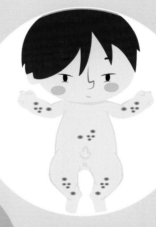

水痘初起表现： 初起为粉红色针尖大小的斑丘疹，数小时后变成透明饱满绿豆大小的水疱。水疱壁薄易破，伴有瘙痒。

➕ 水痘是自限性疾病，症状一般不严重。如果没有出现并发症，只要加强护理、对症治疗，耐心等待疾病恢复即可。家长应避免给孩子进食酸性、辛辣或油腻食物，宜给予易消化的流质及半流质饮食。

疱疹与结痂并存： 水痘出疹可出现"四世同堂"表现，在同一时期可见到红斑、丘疹、疱疹、结痂并存的皮疹。疱疹呈椭圆形，大小不一，内含水液，周围红晕，结痂后不留瘢痕。

按摩缓解水痘 疏风解表止痒

按摩治疗每天 1~2 次，按摩时避开水痘。症状明显减轻时，可改为隔天 1 次，直至痊愈。

掐揉二扇门

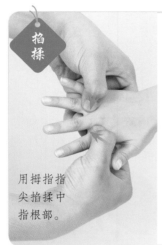

用拇指指尖掐揉中指根部。

两手食指、中指固定孩子手腕，拇指置于中指根两旁凹陷中掐揉，揉 3 掐 1，力度适中，操作 2 分钟。

补脾经

顺时针旋推拇指。

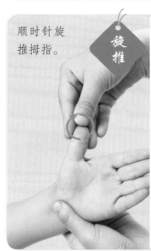

脾经位于拇指螺纹面。左手固定孩子手腕，右手食指、中指、无名指并拢呈凹槽状固定住孩子拇指，右手拇指顺时针旋推孩子拇指 3~5 分钟。

清肺经

左手固定住孩子手腕，右手食指、中指、无名指并拢呈凹槽状固定住孩子无名指，右手拇指逆时针旋推 3~5 分钟。

逆时针旋推无名指。

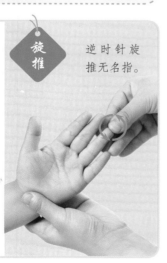

拿风池

一只手扶住孩子前额，另一只手拇指与食指相对，拿 3 点 1（点时方向直指大脑中央），操作 1 分钟。

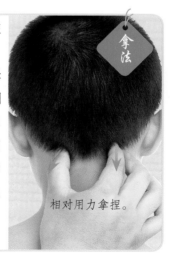

相对用力拿捏。

退六腑

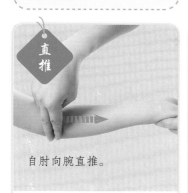

直推

自肘向腕直推。

一只手握孩子手腕，另一手食指、中指指腹从肘横纹推至腕横纹（前臂尺侧），操作 3 分钟。

清天河水

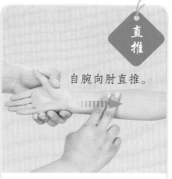

直推

自腕向肘直推。

一只手握孩子手腕，另一只手食指与中指并拢，从腕横纹中点推至肘横纹中点，操作 2~3 分钟。

推上三关

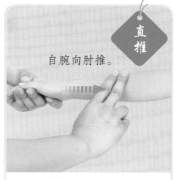

直推

自腕向肘推。

一只手握孩子手指，另一只手食指与中指并拢从腕横纹推至肘横纹（前臂桡侧），操作 3 分钟。

头面四大手法

1 开天门：两拇指指腹交替从两眉正中推向前发际，直推 50 次。

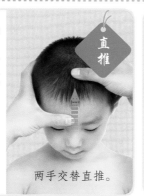

直推

两手交替直推。

3 揉太阳：两拇指或中指指腹置于两侧太阳，揉 1~3 分钟。

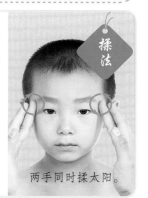

揉法

两手同时揉太阳。

2 推坎宫：两拇指指腹自眉心同时向两侧眉梢推动，分推 50 次，以皮肤发红为度。

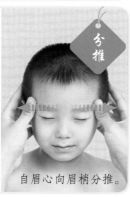

分推

自眉心向眉梢分推。

4 掐揉耳后高骨：两拇指或中指指腹置于耳后高骨，揉 3 掐 1，操作 50 次。

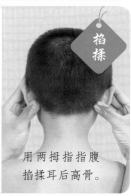

掐揉

用两拇指指腹掐揉耳后高骨。

这样吃，解毒生津补脾胃

家长可以给宝宝喝些稀粥、牛奶，还可食用豆制品、肉食等，平时要多饮水，多吃富含维生素和具有清热利湿功效的蔬菜水果，可帮助宝宝清除体内的湿热，有利于患水痘的宝宝尽快恢复。

宝宝饮食要注意

要多食用芹菜、白菜、菠菜、生菜、豆芽菜等带叶子的新鲜蔬菜，还要适当食用水果或新鲜蔬果汁，如西瓜汁、鲜梨汁、荸荠汁和西红柿汁等。

营养功效

● 百合莲子羹补益脾胃，润肺，还能宁心安神。可缓解睡眠不安。

● 荸荠清热解毒，生津止渴。适用于小儿津液损耗引起的口干舌燥。

百合莲子羹

去心莲子 5 克，百合 15 克，白糖适量。莲子与百合加适量水同煮，小火煮到莲子肉烂，放白糖调味即可。

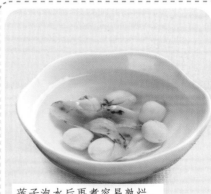

莲子泡水后再煮容易熟烂。

如何挑选荸荠

要挑选颜色深一点的荸荠，通常紫红色的较好；饱满、厚实的荸荠质量较好；表面光洁，不裂不烂的为佳。

甘蔗荸荠饮

荸荠 200 克，甘蔗 500 克。荸荠削皮，甘蔗削皮去节，分别洗净，切块放入锅中，加适量水煎煮 30 分钟，去渣留汁饮用。

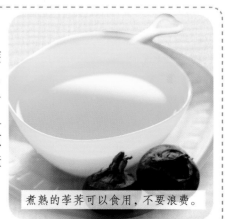

煮熟的荸荠可以食用，不要浪费。

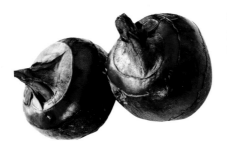

荸荠的性味归经: 性寒,味甘;归肺经、胃经。

小贴士

经常食用一些荸荠,有利于缓解身体的燥热。但要注意,荸荠性寒,脾胃虚寒的孩子不适合吃。

蒜汁白糖饮功效

- 有杀菌消肿的作用。适用于水痘引起的发热、恶心、呕吐等。

胡萝卜荸荠饮功效

- 扶正健脾,益气养阴。适用于小儿脾虚泄泻、脘腹胀满等症。

水痘饮食宜忌

宜多喝水。
忌食猪肉、羊肉、生姜、大蒜等性热之物。
忌饮食添加香辛调料。

蒜汁白糖饮

蒜 50 克,白糖 20 克。将蒜去皮,洗净并捣成蒜泥,用凉开水搅拌均匀,去渣留汁,加入白糖搅匀即可。

可早中晚各饮用 1 次。

胡萝卜荸荠饮

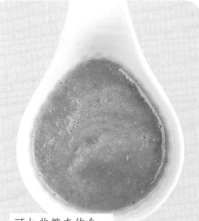

胡萝卜、荸荠各 200 克。将胡萝卜、荸荠洗净切成小块,放入榨汁机中,加适量水榨取汁,用纱布过滤即可。

可加些糖来佐食。

过敏性鼻炎

小儿过敏性鼻炎即小儿变应性鼻炎，是变态反应性鼻炎的简称。变应性鼻炎是小儿较为常见的一种慢性鼻黏膜充血疾病。随着大气污染等环境问题日益严重，我国儿童过敏性鼻炎的发病率呈持续增长的趋势。持续的鼻部症状可对孩子的记忆力、注意力和睡眠造成持久影响，严重地影响了生活质量。

引起小儿过敏性鼻炎的原因

家长经常会忽略了小孩揉鼻子、揉眼睛以及打喷嚏的现象，很多时候是因为环境灰尘过多，或者小孩抵抗力下降，处于季节更换的时期而导致的。

过敏体质。有过敏性体质的孩子肠道的通透性较高，消化功能的发育欠佳，对牛奶、鱼、虾、蛋等食物更易过敏。

遗传因素。有过敏性家族遗传病史的孩子比正常孩子的发病率要高出很多，很容易引发过敏性鼻炎。

过敏原。过敏性鼻炎季节性发作的诱因还在于环境中过敏原的刺激，如花粉、室内尘土、真菌、动物皮屑羽毛、尘螨、油漆、家庭装修中的甲醛等都是过敏性鼻炎的过敏原。

饮食。在饮食中有一些过敏原物质刺激鼻黏膜也会引发孩子过敏性鼻炎，不同的孩子有不同的饮食禁忌，像牛奶、蛋类、鱼虾，甚至某种蔬菜，都有可能成为过敏原。

疾病。过敏性鼻炎经常伴随着感冒发作，感冒有时会直接导致孩子过敏性鼻炎的发病。另外，孩子在一些疾病中使用的抗生素等药品也会间接引起孩子过敏性鼻炎的发作。

小儿过敏性鼻炎适合吃什么

当孩子出现过敏性鼻炎的时候，身体需要有更多的抵抗力。建议孩子补充一些维生素 C 和维生素 A 含量较多的食物。

在选择食物的时候，鼻炎患儿要适当吃温性的食物，如生姜、蒜头或香菜等。

在婴幼儿的饮食中，想要缓解过敏性鼻炎的症状，建议选择糯米、山药或红枣等食物，这些食物滋阴补肾，同时也能够帮助孩子开胃。

过敏性鼻炎宜早预防

小儿过敏性鼻炎应该及早开始预防，尤其要对住房环境进行清洁整理，保持室内干燥，避免摆放开花植物。如果是过敏性体质的儿童，平常要多补充抗过敏益生菌，调理体质。

面色表现

部分患儿可见面色淡白无华，皮肤干燥。

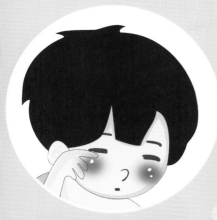

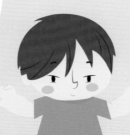

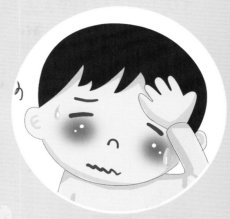

眼部表现： 眼睛痒，经常揉眼，易流泪，结膜充血，可见眼睑肿胀，有黑眼圈。

头部表现： 有的变应性鼻炎的患儿会伴有头昏、耳闷、头痛、发热等症状。

其他

伴有神疲乏力、畏寒肢冷、食欲缺乏、腰膝酸软等症状。

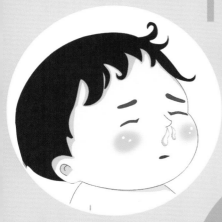

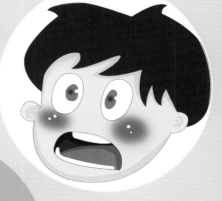

鼻部表现： 流清水样鼻涕，鼻痒，鼻塞，打喷嚏，嗅觉迟钝。由于经常向上揉搓鼻尖，可能鼻部皮肤表面会出现横行皱纹。

与感冒不同的是，过敏性鼻炎一般是在气候变化、早起，或吸入外界过敏性抗原时发作。2~6岁是诱发过敏性鼻炎的高发年龄。注意给小儿防寒保暖，背部不要受凉，冬季出门注意戴口罩。

口部表现： 由于鼻塞，经常张口呼吸，长期用嘴呼吸会导致咽干、声音嘶哑等症状。

按摩缓解过敏性鼻炎 宣肺祛邪通窍

当孩子体内有风热或肺热时，鼻子容易出现炎症，并在感染后流黄鼻涕，鼻塞，嗓子也不舒服。宜宣肺祛邪以治本，通窍以缓解症状，化痰以消除炎症。平时要增强体质，预防感冒。鼻部手法常用于自我保健，可天天操作。

揉迎香

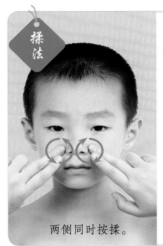

用双手中指或拇指指腹，或用一手食指和中指指腹按揉迎香1~2分钟。

两侧同时按揉。

点按攒竹

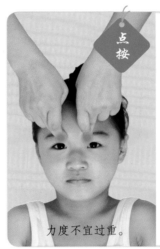

攒竹位于面部，眉头凹陷中，眶上切迹处。两手食指、中指二指重叠，分别置于穴位上进行点按，操作1分钟。

力度不宜过重。

扳鼻梁

一只手拇指置于一侧鼻翼，另一只手拇指置于对侧鼻根部。两拇指同时用力向对侧推挤，扳动鼻梁20次。

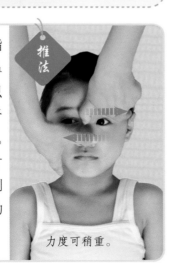

力度可稍重。

擦鼻旁

食指、中指指腹置于鼻旁，来回运动，反复擦至皮肤发红。

来回擦动。

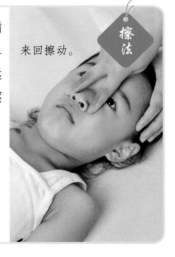

捏鼻

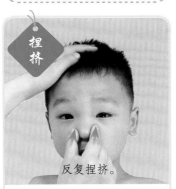

反复捏挤。

用右手食指和拇指反复捏鼻翼 1~2 分钟。

按揉印堂

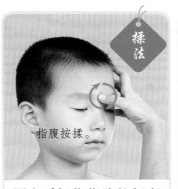

一指腹按揉。

用右手拇指指腹按揉印堂 1~2 分钟。

拿风池

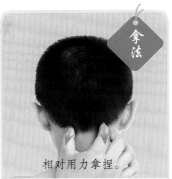

相对用力拿捏。

用拇指和食指指腹拿捏风池 2~3 分钟。

按揉鼻通

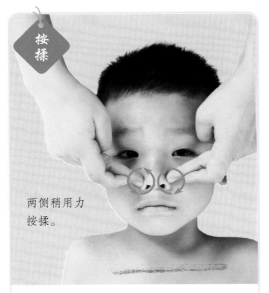

两侧稍用力按揉。

鼻通位于鼻翼与鼻软骨交界处，左右各一。揉 3 按 1，共 1 分钟，力度在孩子最大忍受度范围。用力方向应直指后上方（额头所在位置）。

清天柱骨

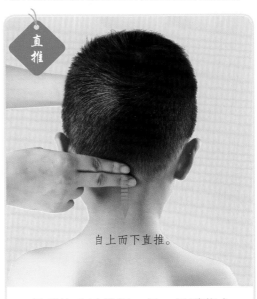

自上而下直推。

一只手扶孩子前额，另一只手蘸水，先以食指与中指并拢轻拍后颈部 20 余次，再由后发际线推至大椎，以局部潮红为度。

这样吃，祛邪通窍抗过敏

孩子如果出现过敏症状，要先排除过敏原，可以尝试吃一些有预防或抑制过敏症状的食物。比如，胡萝卜能有效对抗花粉过敏，红枣有抑制免疫反应的作用，青椒能补充维生素 C，金针菇也有抗过敏的作用。

宝宝要避免吃易过敏食物

在过敏期间宝宝应尽量避免食用鱼、虾、蛋类等容易导致过敏反应的食物。少吃一些水分较大的水果，如芒果、梨、桃、橘子等，避免果汁浸渍皮肤。

营养功效

- 红枣搭配白果可敛肺涩肠，补益气血。适合患过敏性鼻炎的孩子食用。
- 牛奶杏仁饮能提升孩子免疫功能，对过敏性咳嗽等呼吸道疾病有一定的缓解作用。

杏仁有"南北杏"之分

"南杏"即甜杏仁，有利于润肺止咳；"北杏"即苦杏仁，多药用，有利于平喘。

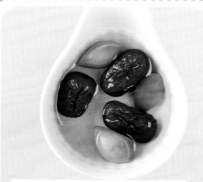

红枣白果汤

红枣、白果各 3 颗。红枣和白果一同放入小锅中，加上大半碗水，中火烧 10 分钟煮开即可。

白果能抗菌消炎，但不可多食。

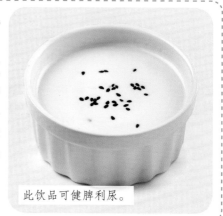

牛奶杏仁饮

鲜牛奶 500 毫升，杏仁 10 克，黑芝麻适量。鲜牛奶倒入锅中，加入杏仁，用小火慢慢煮开，撒上黑芝麻即可。

此饮品可健脾利尿。

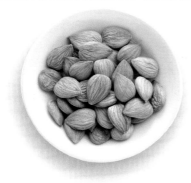

杏仁的性味归经： 性微温，味苦；归肺经、大肠经。

小贴士

杏仁富含蛋白质、脂肪、矿物质和维生素，其主要功效为解表宜肺，润肠通便，消食化积。

菊花粥功效

● 该食疗方不但可以缓解鼻炎，还能清火。

参苓粥功效

● 能益气补虚，健脾养胃。可缓解过敏引起的食欲缺乏、反复呕吐等症状。

过敏性鼻炎饮食禁忌

慎食牛奶、鸡蛋、鱼、虾、蟹类食物。

忌食寒凉生冷食物。

忌食刺激性食物。

菊花粥

菊花、桑叶各 10 克，大米 60 克。将桑叶加水煎煮，去渣取汁，放入大米、菊花煮粥服用。

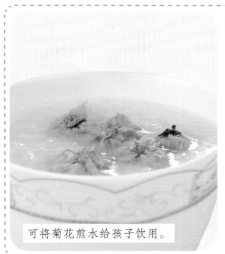

可将菊花煎水给孩子饮用。

参苓粥

太子参、茯苓各 10 克，姜片 5 克，大米 120 克。将茯苓捣碎泡半小时，煎取药汁 2 次，太子参切薄片，加大米、姜片同煮粥。

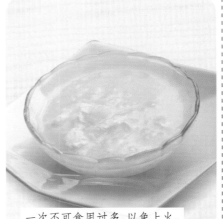

一次不可食用过多，以免上火。

◉ 磨牙

　　磨牙也称啮齿，是由于心肝火旺导致控制下牙床运动的颊车失灵，小儿在睡眠时上下牙不自主咬合、摩动，咯吱作响，醒后自然停止。多发于6~13岁小儿。孩子长期磨牙会直接损害牙齿，釉质磨损后，露出牙髓，容易引起牙本质过敏，饮食上应该尽量避免冷、热、酸、甜等刺激性食物，以免发生疼痛。

孩子磨牙怎么办

　　偶尔、短暂的磨牙对健康无碍，也不用特别处理，但较长时间或较严重的磨牙危害极大，及时治疗势在必行，治疗应从以下几个方面入手。

　　如果发现孩子的肛门处发红、瘙痒，就要考虑肠道是否有寄生虫，应及时带孩子至医院就诊，并在医生的指导下服用驱虫药。

　　及时纠正孩子的不良饮食习惯，让孩子充分摄取各种维生素和微量元素。睡前不要给孩子吃不易消化的食物，吃饱后要玩一会再让孩子上床睡觉。

　　若孩子患有佝偻病，应在医生指导下给孩子服用维生素D软胶囊、钙片，多晒太阳以增强钙的吸收，夜间磨牙情况就会逐渐减少。

　　孩子换牙期间，如果有牙齿发育不良、牙齿排列不齐的情况，应定期带孩子去看牙科医生，根据医生的建议做牙齿矫正和治疗。

　　如果发现孩子睡姿不好，应帮助孩子及时调整，以免造成孩子身体的不适。

磨牙对宝贝的不利影响

　　经常磨牙，会使牙齿过早磨损，还会影响面容。磨牙时，面部肌肉特别是咀嚼肌不停地收缩，时间一久，咀嚼肌纤维就会增粗，脸型变方，影响面容。

　　如果孩子牙齿磨损严重，牙高度下降，面部肌肉过度疲劳，会发生颞颌关节紊乱综合征，在说话或吃饭时，宝贝的下颌关节和局部肌肉发生酸痛，甚至张口困难。

　　有些孩子因为磨牙时间较长，虽然经过治疗，引起磨牙的病因已经消除，但由于大脑皮层已形成了牢固的条件反射，因此夜间磨牙动作不会立即消失，磨牙的危害还会持续较长一段时间。

舒适的环境有利于减轻磨牙

　　家长要给孩子营造一个舒适的家庭环境，睡前不要让孩子过于兴奋，夜间要保持安静。要经常和孩子沟通，及时帮助孩子解决问题，解除孩子的心理压力。

孩子老磨牙是缺钙吗

孩子磨牙，有些妈妈就条件反射地认为孩子缺钙了，其实引起孩子磨牙的原因有很多，并不一定是因为缺钙。

肠道有寄生虫。当孩子的肠道有蛔虫时，蛔虫分泌的毒素可能会对肠道造成刺激，导致孩子的肠道蠕动加快，从而引起消化不良、孩子肚脐周围疼痛以及睡眠不宁的症状。毒素刺激孩子的神经，会导致孩子神经兴奋，从而引起磨牙。蛲虫也是引起孩子磨牙的另一种肠道寄生虫，因为它同样会分泌毒素，一方面造成孩子肛门瘙痒，另一方面影响孩子睡眠并导致磨牙。

消化功能紊乱。中医讲"胃不和，则卧不安"。如果孩子晚餐吃得太晚、太多或临睡前加餐，睡觉时胃肠道就无法休息，不得不继续工作以确保能将孩子胃里的食物消化掉，从而可能刺激大脑的相应部位，通过神经引起咀嚼肌持续收缩，使孩子不自觉地磨牙。

孩子营养不均衡。有的孩子挑食，不爱吃蔬菜，导致营养不均衡。这样的孩子会缺乏钙、磷等微量元素和各种维生素，这些营养元素的缺乏会导致孩子自主神经紊乱，在睡眠期间面部咀嚼肌不由自主地收缩，引起夜间磨牙。

精神过度紧张。如果孩子白天或睡前看了情节紧张的动画片或听了扣人心弦的故事，在入睡后，他的大脑仍会处于兴奋状态，得不到休息，带动一部分神经系统也得不到休息，就会引起夜间磨牙的症状。

牙齿生长发育不良。牙齿替换期间，如果孩子患了佝偻病、营养不良、先天性个别牙齿缺失等，使牙齿发育不良，上下牙接触时会发生咬合面不平，也会导致夜间磨牙。

睡眠姿势不好。如果孩子睡觉时头经常偏向一侧，就会造成咀嚼肌不协调，使受压的一侧咀嚼肌发生异常收缩，引起磨牙。此外，孩子晚上蒙头睡觉，由于二氧化碳过度积聚，氧气供应不足，也会引起磨牙。

其他原因。有些孩子的磨牙症与其成长和发育有密切的关系。还有一些孩子的磨牙实际上是他们对疼痛（如耳痛或牙痛）的一种反应，就像搓揉酸痛肌肉一样，孩子磨牙也是缓解疼痛的一种本能。随着孩子年龄的增长，这种原因引起的磨牙现象会自动消失。

按摩缓解磨牙 镇惊安神清心

孩子磨牙大多是因为心肝火旺或阳明积热导致控制下牙床运动的颊车失灵。治疗原则宜定颊车，镇惊安神。定颊车以清阳明经热和腑浊为主，镇惊安神重在清心平肝，提高大脑的自控能力。按摩手法力度适中，每次操作 20 分钟左右，5~6 天磨牙状态即有改善。

心肝同清

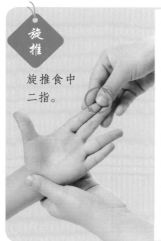

旋推

旋推食中二指。

左手固定住孩子手腕，右手食指、中指、无名指并拢呈凹槽状固定住孩子中指、食指，右手拇指逆时针旋推约 3 分钟。

掐揉四横纹

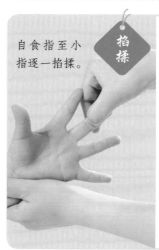

自食指至小指逐一掐揉。

掐揉

四横纹位于食指、中指、无名指、小指第 1 指间横纹。用拇指逐一掐揉，每处揉 3 掐 1，从食指至小指为 1 遍，操作 10 遍。

调五脏

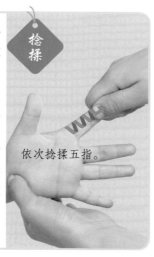

1 一只手捏住孩子小天心和一窝风，另一只手拇、食二指夹持孩子拇指，捻揉 3~5 次，至指尖拔伸 1 次。依次经食指、中指至小指。

捻揉

依次捻揉五指。

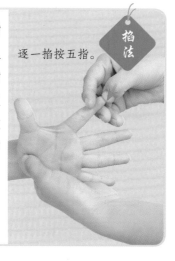

2 以拇指指甲从拇指至小指逐一掐 3 次为 1 遍。左右手各操作 3~5 遍。

掐法

逐一掐按五指。

清胃经

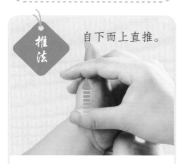

推法　自下而上直推。

食指、中指夹住孩子拇指，中指叉于孩子虎口固定，用拇指快速从腕横纹至指尖方向直推3分钟。

摩腹

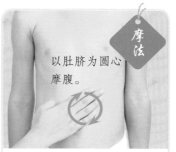

摩法　以肚脐为圆心摩腹。

单掌置于腹部。以肚脐为圆心，肚脐至剑突距离的2/3为半径作圆，顺时针摩腹5分钟。

按揉颊车

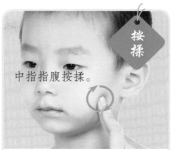

按揉　中指指腹按揉。

用力咬牙时，位于咬肌隆起处即是颊车。先用中指按揉2分钟，然后用双掌振按颊车1分钟，刹车止动。

双点门

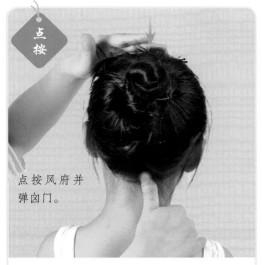

点按　点按风府并弹囟门。

囟门位于前发际正中直上2寸；脑门即风府，位于后发际正中直上1寸。一只手拇指点按风府，另一只手食指、中指、无名指三指轻弹囟门，操作2分钟。

清大肠

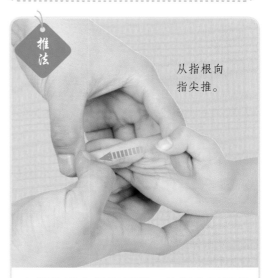

推法　从指根向指尖推。

大肠位于食指桡侧缘，从指尖至指根成一直线。一只手固定住孩子的手，另一只手用拇指从指根向指尖推，操作2分钟。

这样吃，镇惊安神不磨牙

孩子有磨牙的症状，饮食上注意不要吃太甜或太咸的食物，以免口腔滋生细菌。家长可以给孩子吃稍微硬一点并且纤维素含量高一点的食物，如苹果、胡萝卜等，另外，还要给孩子吃含钙及维生素 D 的食物，补充钙质，并促进钙的吸收。

晚饭不宜吃过饱

如果临睡前给孩子吃不易消化的食物，在孩子睡觉后有可能刺激大脑的相应部位，通过神经引起咀嚼肌持续收缩，出现磨牙。所以家长不要让孩子晚饭吃得过饱。

营养功效
- 鸡肝富含蛋白质、钙、磷、铁等物质，维生素 A 含量较高。
- 豆腐能补脾胃。海鲜含钙、镁，是孩子身体吸收钙、镁的很好来源。

注意事项
孩子出现磨牙时，家长要帮助孩子提高睡眠质量，改善睡眠环境。日常饮食注意补充钙质，定期驱虫。

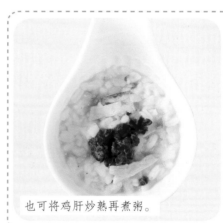
也可将鸡肝炒熟再煮粥。

鸡肝蛋皮粥
鸡肝 50 克，鸡蛋 1 个，大米 100 克，香油适量。大米洗净，煮粥；鸡肝洗净，剁泥；鸡蛋打散，用香油摊成蛋皮，切碎，与鸡肝一起煮至粥稠即可。

豆腐炒鱿鱼
豆腐 200 克，香菇 50 克，青豆、虾仁、鱿鱼、蟹棒、油、盐各适量。豆腐、香菇切块，虾仁、鱿鱼、蟹棒余水沥干。油锅烧热，放食材炒熟，加盐调味。

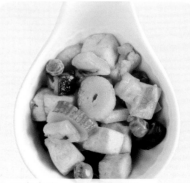
豆腐先焯一下水不容易散。

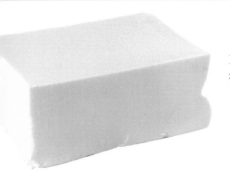

豆腐的性味归经：性微凉，味甘；归脾经、胃经、大肠经。

芝麻拌菠菜功效

● 菠菜富含类胡萝卜素、多种维生素以及铁、钙等元素。黑芝麻含蛋白质、多种维生素及铁。

小米燕麦粥功效

● 此粥有健脾养胃、安神的功效。

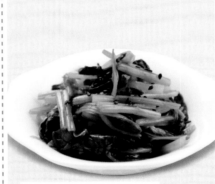

菠菜焯水时间不宜过长。

芝麻拌菠菜

菠菜200克，黑芝麻、醋、白糖、盐、香油各适量。菠菜切段焯水，放入醋、白糖、盐、香油搅拌，撒上黑芝麻即可。

磨牙饮食禁忌

忌食刺激性食物。
忌饮食过咸、过甜。
忌食含咖啡因的食物。

小米燕麦粥

小米100克，燕麦片50克。小米加水煮粥，粥成后倒入燕麦片，盖上锅盖焖5分钟即可食用。

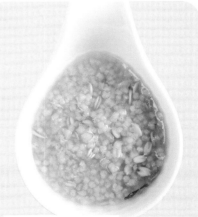

燕麦可以润肠通便。

鼻出血

　　鼻出血是临床常见的症状之一，多为单侧出血，少数情况下会出现双侧鼻出血；出血量多少不一，轻者仅为涕中带血，重者可引起失血性休克，反复鼻出血可导致贫血。孩子的鼻黏膜很薄，毛细血管丰富，当外界气候环境变化、空气压力改变，孩子玩耍不慎碰伤，因鼻塞而用力挖鼻孔或者因鼻子痒而揉鼻子时，都容易引起鼻出血。

孩子鼻出血怎么办

　　家长遇到孩子鼻出血时一定不要惊慌，要安抚好孩子的情绪，让孩子采取直立坐姿，头稍微向前倾，微微朝下，如果孩子口中有血千万不要咽下去，要引导孩子将口中的血吐出来，然后确定是哪一侧鼻孔流血，按住同侧鼻翼，压向鼻中隔的方向，一般5~15分钟就可以止血。

　　如果不能确定是哪一侧鼻孔流血或者双侧鼻孔都流血，可以用拇指及中指同时紧压两侧鼻翼，使出血的部位受到压迫而停止流血，约5分钟后松手。若继续流血，则再重复紧压鼻翼5~10分钟，大多数可止血；或用拇指及食指捏住双侧鼻翼，持续压紧5~7分钟；或在两边鼻孔内各塞入一小块消毒过的湿纱布，也有助于止血；也可以配合用冷毛巾敷头部或鼻根部。

孩子鼻出血时，用错误的止血方法很危险

　　错误方法一：将孩子的头仰起来，控制鼻血下流。这种方法很容易导致鼻血倒流，引发恶心、呕吐，一旦引起呕吐，鼻血就会从口腔中吐出来。其实，这种方法不仅是错误的，而且是非常危险的，很多时候鼻腔里的血会呛到气管，会引起孩子窒息、休克，后果不堪设想。

　　错误方法二：将鼻出血一侧的胳膊举起来。这种方法不会减轻孩子流鼻血的情况，反而会耽误治疗时间。

　　错误方法三：用卫生纸堵住流鼻血的鼻孔。很多家长看到孩子流鼻血的第一反应，就是找来卫生纸将流血的鼻孔堵住。卫生纸很有可能将孩子很嫩的鼻黏膜进一步撕裂，也可能会划破孩子稚嫩的鼻黏膜，并且卫生纸携带的细菌进入鼻腔还可能造成鼻腔感染。

鼻出血时可压迫止血

　　如果只是鼻子少量滴血，可以用冰袋或湿毛巾冷敷孩子的前额及颈部，也可以让孩子用冷水及冰水漱口，也能减少出血。鼻出血最好的方法是压迫止血，千万不要用纸卷、棉花乱塞孩子鼻孔。

排泄物

大便秘结、小便赤黄
多属火热炽盛型
鼻出血。

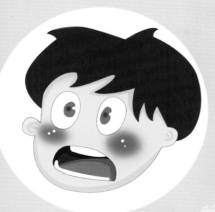

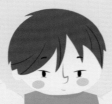

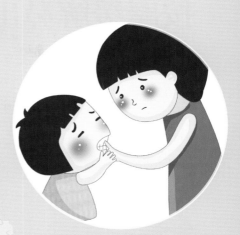

口腔部位表现: 孩子口干
多属风热犯肺型鼻出血;
口渴喜饮,多属火热炽盛
型鼻出血。

牙龈部位表现: 孩子流鼻
血并伴随着牙龈出血,多
属火热炽盛型鼻出血。

其他

神疲乏力、头昏目眩、
腰酸腿软多属
气血不足型鼻出血。

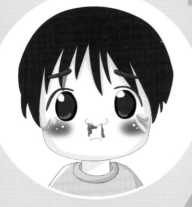

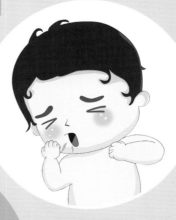

鼻血表现: 涕中带血,多属
风热犯肺型鼻出血;鼻血
色红量多,多属火热炽盛
型鼻出血;血色淡红,多属
气血不足型鼻出血。

如果经常出现鼻出血,应该积极就
医,找出病因,治疗原发病。平时
不要挖鼻孔,避免鼻黏膜损伤。出
血发生时,要立即以正确的方法
止血。出血量多且压迫止血法
无效时,应及时到医院
就诊。

咽喉部位表现: 咽痛,咽
干,咳嗽少痰,多属风热
犯肺型鼻出血。

按摩缓解鼻出血 祛风清热降火

气候干燥的天气，特别是冬春季风多的时候，孩子娇嫩的黏膜很容易破裂出血。经常出鼻血的孩子，应及早治疗，可以在干燥的季节用涂油的办法预防鼻出血，即经常用石蜡油、甘油棉棒涂鼻腔，尤其是鼻中隔部位，是一种预防鼻出血的好方法。

清天河水

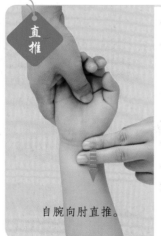

直推

一只手拇指按于内劳宫，另一只手食指与中指并拢从腕横纹中点推至肘横纹中点，操作2~3分钟。

自腕向肘直推。

清肺经

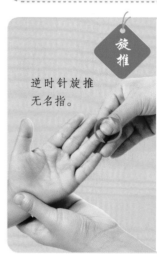

旋推

左手固定住孩子手腕，右手食指、中指、无名指并拢呈凹槽状固定住孩子无名指，右手拇指逆时针旋推3~5分钟。

逆时针旋推无名指。

点揉足三里

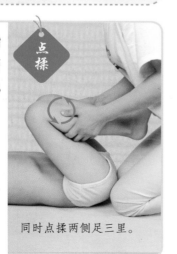

点揉

用两手拇指同时点揉两侧足三里1~3分钟。

同时点揉两侧足三里。

补脾经

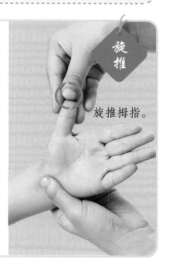

旋推

左手固定孩子手腕，右手食指、中指、无名指并拢呈凹槽状固定住孩子拇指，用右手拇指顺时针旋推3~5分钟。

旋推拇指。

掐人中

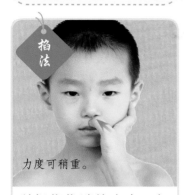

掐法

力度可稍重。

以拇指指端掐人中。急救时重掐，直至苏醒；一般治疗轻掐 10 余次，切勿掐破皮肤。

点揉迎香

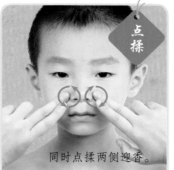

点揉

同时点揉两侧迎香。

迎香位于鼻翼外缘中点，鼻唇沟中。用两手中指指腹点揉两侧迎香 1 分钟。

掐合谷

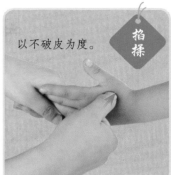

以不破皮为度。

掐揉

一只手握住孩子手指，另一只手用拇指掐揉合谷 10 余次。

心肝同清

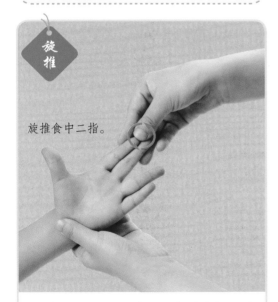

旋推

旋推食中二指。

左手固定住孩子手腕，右手食指、中指、无名指并拢呈凹槽状固定住孩子中指与食指，右手拇指逆时针旋推 1~3 分钟。

补肾经

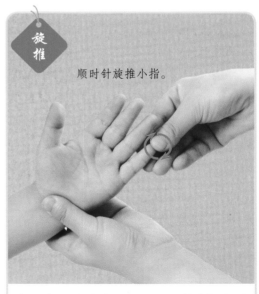

旋推

顺时针旋推小指。

肾经位于小指螺纹面。左手固定孩子手腕，右手食指、中指、无名指并拢呈凹槽状固定住孩子小指，用右手拇指顺时针旋推 2 分钟。

这样吃，清热凉血止鼻血

孩子流鼻血要注意寻找出血的原因，一方面可能是由于孩子鼻腔容易发炎，特别是过敏性鼻炎，如果治疗不及时可能会转为慢性鼻炎；另一方面可能是全身性疾病的表现，主要是血液系统的疾病，如血小板减少性紫癜等。按摩治疗应考虑清热凉血，泻肝止血。

鼻出血忌口食物

鼻出血不宜吃油腻、黏滞、酸腥的食物，忌吃生冷和性寒凉的食物，如鸭肉、螃蟹、生黄瓜、生萝卜、芹菜、绿豆芽、马兰头、西瓜、香蕉等。

鲜藕汁饮

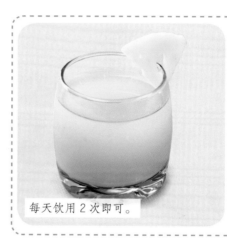

每天饮用 2 次即可。

鲜藕 300 克，白糖适量。鲜藕洗净，去皮切小块。放入榨汁机中榨汁取用，用白糖调匀，煮沸后晾温服用。

营养功效

- 鲜藕可清热解暑，凉血止血，对于体内有积热、鼻出血的孩子有疗效。
- 藕节蜜汤能清热止血，对孩子鼻出血有疗效。

如何挑选莲藕

表皮上有碰伤和麻点的不要选；清炒藕片选择带藕尖的藕，煮藕汤选择老藕；不要选择被挖坏的、有缺口的藕。

藕节蜜汤

藕节 20 克，蜜枣 2 枚。将藕节洗干净，与蜜枣一起加水适量放入锅中，大火煮开，转小火煮至水量成半碗，取出蜜枣分 1~2 次饮用。

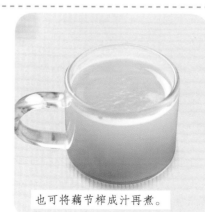

也可将藕节榨成汁再煮。

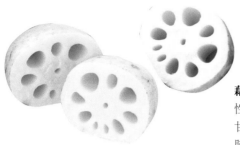

藕的性味归经：生藕性寒，熟藕性温，味甘；归心经、脾经、肺经。

小贴士

莲藕有清热凉血的作用，可治疗热性病症；莲藕味甘多液，对热病口渴、鼻出血、下血者尤为有益。

鲫鱼石膏煲豆腐功效

● 此菜有清肺热，降胃火，止鼻血的功效。

生地二根饮功效

● 此汤饮能清热凉血，止血，缓解小儿鼻出血。

鼻出血饮食禁忌

忌食辛辣食物：如辣椒、花椒、胡椒、茴香等。

忌食生冷食物：如冰棒、雪糕、冷饮等。

忌食油腻食物：如油炸食品、膨化食品等。

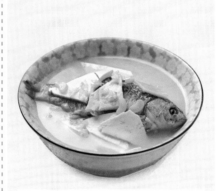

生石膏最好在医生指导下使用。

鲫鱼石膏煲豆腐

鲫鱼1条，豆腐200克，生石膏30克，盐适量。鲫鱼处理干净，豆腐切块。鲫鱼、豆腐块、生石膏同放入锅中煲1小时，加盐调味即可食用。

生地二根饮

生地黄10克，鲜白茅根、鲜芦根各30克。把所有原料洗净，用水煎服，每天1剂。

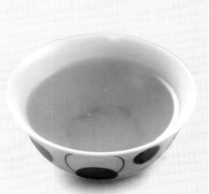

给孩子喝时可以加糖调味。

近视

中医认为，近视因肝肾不足所致。由眼的调节器官痉挛所引起的近视，称假性近视，推拿治疗假性近视效果较好。在视力发育的黄金期（3~5 岁），给孩子进行一次全面规范的视光学检查，然后每半年进行一次视光学检查，以便早发现、早干预治疗。孩子如果在儿童时期诊断出近视，会对生活造成很多不便，家长要及早对其进行预防。

近视的孩子饮食应该注意什么

为了预防近视，孩子的食谱要多样化，注意荤素和粗细搭配，以保证他们眼睛营养的充分供给。以下几类食物是不可缺乏的。

含钙食物。 钙的缺乏是造成视力发育不良乃至形成近视的重要原因之一。含钙较多的食品有牛奶、豆制品、鱼、虾、动物骨髓等。

含铬食物。 铬元素在眼球发育中的作用是使其渗透压保持平衡，缺铬可导致晶状体变凸，致使孩子的眼屈光度增大而近视。因此，父母平时应多给孩子吃一些谷物、肉类、乳酪等食物。

含锌食物。 微量元素锌能参与眼内组织，如视网膜和晶状体细胞的生化反应和代谢，在消除眼疲劳、阻止眼球伸长等方面起着积极作用，孩子合理摄入微量元素锌可预防近视。应多吃瘦肉、动物肝脏、蛋类、牡蛎等。

富含维生素食物。 维生素 A、维生素 B_1、维生素 B_2、维生素 C、维生素 D 及维生素 E 等，都可以改善视网膜、视神经等组织的营养与代谢，增强巩膜坚韧性与睫状肌肌力。父母应多给孩子吃猪肝、鸡肝、鲜奶、芒果以及肉类、动物肝脏和乳类等食物。

硬质食物。 经常给孩子吃些有一定硬度的食物，通过咀嚼可增加面部肌肉包括眼肌的力量，使之具有调节晶状体的强大能力，避免近视的发生。适合孩子的硬质食物有各种坚果、甘蓝、豆类、水果等。

避免不良的饮食结构和饮食习惯。 孩子如果吃得过甜会消耗体内大量的维生素 B_1，降低体内的钙质，使眼球壁的弹力减弱，导致近视的发生；长期给孩子吃过于精细的食物，会造成肌体缺铬，使晶状体变凸、屈光度增加，导致近视。

孩子应少食酸甜食品，预防近视

孩子如果长期大量吃酸甜的食品，这些酸甜食品会在血液中产生大量酸，会影响食物中钙离子的吸收，使眼球壁弹性降低，不能保持正常眼压，容易导致近视。

孩子近视能治好吗

孩子的近视分为真性近视和假性近视，如果患了真性近视难以恢复，假性近视则可以恢复。目前真性近视还没有有效的方法逆转，父母可以通过给孩子验光配镜，或者通过做屈光手术来处理。孩子近视以后的重点应该放在用眼卫生和眼部保健上，防止近视继续发展，而不是急着寻求治愈的方法。

孩子近视戴眼镜会加重度数吗

有些家长认为孩子近视不用担忧，随便配副眼镜给孩子戴上；有些家长则认为戴眼镜会加深度数，坚决反对给孩子配戴眼镜。这都是不正确的做法。近视度数的发展与戴眼镜并没有直接关系。近视时如果不戴眼镜会产生两种后果：一是看不清远处的目标，习惯性眯眼皱眉视物，容易造成视力疲劳，影响学习、工作和容貌；二是视物时两眼眯成一条缝，长此以往，上下眼睑压迫眼球，出现散光。因此，戴上一副合适的眼镜，既可以解决视力疲劳，又可以防止度数增加过快。

除了戴眼镜还需要注意些什么

如果孩子近视度数超过 200 度，或散光超过 100 度，最好长期戴眼镜，这样才能较好地呵护脆弱的眼睛。配戴眼镜并不能一劳永逸地缓解近视，配镜后还需要细心护理，注意用眼卫生。

近视儿童戴上合适的眼镜后，如果注意用眼卫生，近视度数增长会有所减缓。但如果继续让眼睛"疲劳"作战，依旧会导致视力迅速减退，近视度数明显加深。另外还需要养成良好的用眼习惯，阅读时注意眼睛与书的距离，姿势要端正，不躺着看书或边走边看；注意阅读的照明光线要充分，但也不能在强烈的阳光下阅读、写字；不沉溺于游戏机、电脑、电视之中，以免引起视觉疲劳；作业时间不宜过长，连续阅读写字 45 分钟后，应休息 10 分钟或向远方眺望，也可做眼保健操使睫状肌得到适当休息。

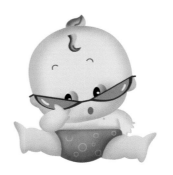

按摩缓解近视 补肝益肾强心

小儿看近处物体清楚，看远处物体不清楚或模糊，大多是患了近视，多由肝肾不足和心胆虚怯引起。肝肾亏虚宜补益肝肾，心胆虚怯宜清心益胆。在日常生活中要养成良好的用眼习惯，定期检查视力，及早发现，及早干预。

清心经

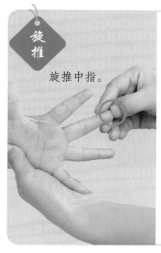

旋推

旋推中指。

心经位于中指螺纹面。左手固定住孩子手腕，右手食指、中指、无名指并拢呈凹槽状固定住孩子中指，右手拇指逆时针旋推1~3分钟。

补肾经

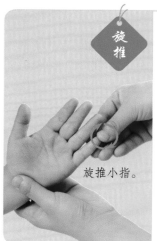

旋推

旋推小指。

肾经位于小指螺纹面。左手固定住孩子手腕，右手食指、中指、无名指并拢呈凹槽状固定住孩子小指，右手拇指顺时针旋推1~3分钟。

清补肝经

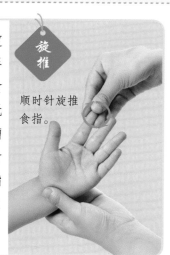

旋推

顺时针旋推食指。

1 左手固定住孩子手腕，右手食指、中指、无名指呈凹槽状固定住食指，右手拇指顺时针旋推1分钟。

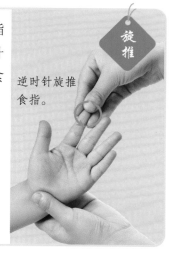

旋推

逆时针旋推食指。

2 用拇指指腹逆时针旋推孩子食指约1分钟。

点按睛明

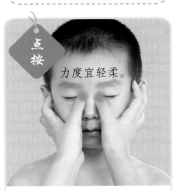

点按

力度宜轻柔。

用两手拇指指腹分别点按两侧睛明 3 分钟。

按揉四白

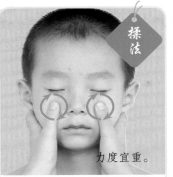

揉法

力度宜重。

用两手拇指指腹分别按揉两侧四白 3 分钟。

推抹上下眼眶

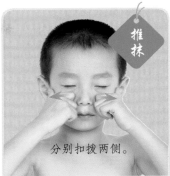

推抹

分别扣拨两侧。

以食指桡侧缘从内向外推抹上下眼眶，上下各 50 次。

头面四大手法

1 开天门：两拇指指腹交替从两眉正中推向前发际，直推 50 次。

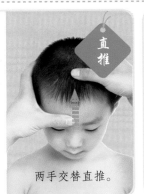

直推

两手交替直推。

3 揉太阳：两拇指或中指指腹置于两侧太阳，揉 1~3 分钟。

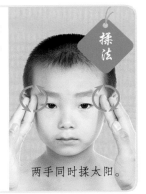

揉法

两手同时揉太阳。

2 推坎宫：两拇指指腹自眉心同时向两侧眉梢推动，分推 50 次，以皮肤发红为度。

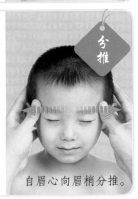

分推

自眉心向眉梢分推。

4 掐揉耳后高骨：两拇指或中指指腹置于耳后高骨，揉 3 掐 1，操作 50 次。

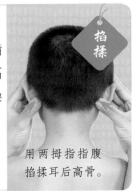

掐揉

用两拇指指腹掐揉耳后高骨。

这样吃，益肝明目养气血

从中医方面来说，可以让孩子多吃一些健脾养胃和补益气血的食物，如山药、胡萝卜、菠菜、小米、玉米等。桑葚、黑豆、红枣、核桃仁等食物也可适当多吃，可以起到养心安神，明目的作用。

多吃含硒食物

硒能增进视觉灵敏度，缺硒易得近视，食用富含硒的食物后，可提高视力。菜花、西蓝花、百合、洋葱等蔬菜以及海产品、动物内脏含硒量都较高。

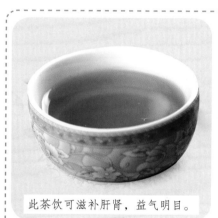

麦冬枸杞子饮

金银花、菊花、麦冬、枸杞子各5克。将金银花、菊花、麦冬、枸杞子洗净，水煎取汁，频饮。

此茶饮可滋补肝肾，益气明目。

营养功效

- 麦冬枸杞子饮可清肝明目，补脾益气，有滋阴养肝的功效。
- 韭菜炒羊肝可益肝温肾，养血明目。

注意生活调理

不要长时间看手机和电视，注意休息，可做眼保健操缓解眼疲劳。多去户外运动，保证充足的睡眠。

韭菜炒羊肝

韭菜、羊肝各150克，姜末、葱末、油、盐各适量。韭菜洗净切段；羊肝洗净切片。锅中热油，下葱末、姜末，加入羊肝片略炒，再加入韭菜大火炒熟，加盐即可。

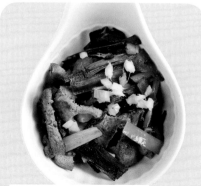

羊肝有补肝明目的功效。

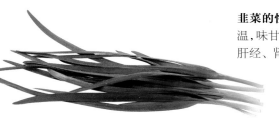

韭菜的性味归经： 性温，味甘、辛；归胃经、肝经、肾经、肠经。

小贴士

韭菜温中开胃，行气活血，韭菜含有挥发性精油及硫化物等特殊成分，有助于疏调肝气，增进食欲。

拌黑豆苗功效

● 黑豆苗富含多种维生素和微量元素，具有清热解毒，护肝明目等功效。

蒜香胡萝卜功效

● 胡萝卜是养肝明目的明星食材，孩子多吃可防治眼部疾病。

近视饮食宜忌

宜吃粗粮。

宜吃胡萝卜、水果等耐嚼的硬质食物。

忌食精加工淀粉类食物。

慎食过酸、过甜的食物。

忌食不容易消化吸收的食物。

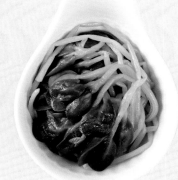

黑豆苗需切去根须食用。

拌黑豆苗

黑豆苗 250 克、香油、盐、葱花、蒜末、醋、油各适量。黑豆苗洗净焯水，捞出，沥干水分。锅中倒入油，下葱花、蒜末爆香，淋在黑豆苗上，加适量盐、醋拌匀即可。

蒜香胡萝卜

胡萝卜 1 根，蒜 1 瓣，盐适量。胡萝卜切丝，蒜压成蒜泥。锅中热油，加蒜泥炒香，放胡萝卜丝翻炒 2 分钟，加盐继续翻炒，加入 3 小勺水，继续翻炒至收汁即可。

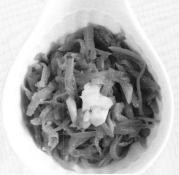

胡萝卜炒食，其营养物质更易被吸收。

口腔溃疡

　　口腔溃疡俗称口疮，是一种常见的发生于口腔黏膜的溃疡性损伤病症，多见于唇内侧、舌头、舌腹、颊黏膜、前庭沟、软腭等部位。口腔溃疡是小儿常见病，其发病率在口腔疾病中仅次于龋齿和牙周病。根据医学临床病例发现，儿童发病率比较高，多数为1~6岁幼儿。溃疡多为圆形、椭圆形及聚集成束或不规则形，面积不等。

引起口腔溃疡的原因有哪些

　　创伤引起的口腔溃疡。主要由擦伤、刺伤、细菌感染等原因造成，这种溃疡属于一次性的，相对于其他原因引起的口腔溃疡而言，比较容易治愈。一般敷用一些药物，3~4天即可好转，而且不会复发。

　　缺乏B族维生素引起的口腔溃疡。缺乏B族维生素容易引起各种口腔炎症发生，比如口角炎、唇炎、舌炎等。

　　体质因素引起的口腔溃疡。如果孩子平素体质就比较差，素体阴虚，虚火上浮，要比体质健康的孩子更容易发生口腔溃疡。

清洁宝宝口腔的正确方法

　　首先，准备几块纱布，手掌大小即可，再准备一杯温开水，家长用一只手抱住宝宝，把纱布裹在另一只手的食指上，用温开水把纱布蘸湿。将裹覆纱布的食指伸入宝宝口腔内，轻轻擦拭宝宝的舌头、牙龈和口腔黏膜。对已长牙的宝宝，家长要水平式横向擦拭清洁乳牙。

　　另外，2岁以内的宝宝，家长在给宝宝喂完奶后，可以根据情况，给宝宝喝一点温水，让宝宝养成饮水的好习惯。宝宝在发热、上火时也要勤喝水，温水不仅能清除宝宝口腔内的奶渣，还能避免宝宝口内细菌发酵，这是避免宝宝口臭的好办法。

　　2岁以上的宝宝可以开始教其漱口。让宝宝将温开水含在嘴中，然后鼓动双颊及唇部，用舌头在口腔内搅动，使漱口水高速反复地冲击口腔各个角落，将口腔内食物碎屑清除。做这些动作之前，家长最好先示范一遍，慢慢地宝宝就习惯了这个节奏，后期再帮宝宝养成主动刷牙的良好习惯。

注意保持口腔清洁

　　高热量食物或天气干燥，都容易引起热毒蕴积心脾，内热上攻，造成口腔溃疡。平时要注意保持宝宝口腔清洁，培养宝宝刷牙的习惯。可以配合用淡盐水、金银花水或薄荷水漱口。

发热

伴有发热多属风热乘脾型口腔溃疡。

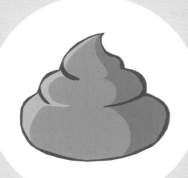

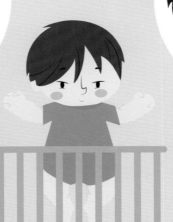

排泄物：小便短赤，大便秘结，多属风热乘脾型口腔溃疡；小便短黄，多属心火上炎型口腔溃疡。

舌象表现：舌红，苔薄黄，多属风热乘脾型口腔溃疡；舌红，苔少或有花剥苔，多属虚火上浮型口腔溃疡。

溃疡颜色

溃疡点周围发红，多属风热乘脾型口腔溃疡；溃疡呈红色，多属心火上炎型口腔溃疡。

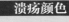

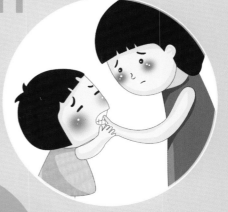

饮食表现：疼痛拒食，多属风热乘脾型口腔溃疡；口干欲饮，但饮食困难，多属心火上炎型口腔溃疡；口干不渴，多属虚火上浮型口腔溃疡。

➕

宝宝舌头上长口疮时，需要供给足够营养的流质食物或软食，可口服维生素，也可以外用一些治疗口腔溃疡的药物，如锡类散、西瓜霜等，每天3次。

溃疡表现：以口颊、上颚、齿龈、口角溃烂为主，多属风热乘脾型口腔溃疡；口舌都有，分布比较稀疏，多属虚火上浮型口腔溃疡。

摩缓解口腔溃疡 清热泻火解毒

口腔溃疡主要为体内积滞所致，致使心脾积热，火毒上攻，化腐浊成脓，表现为溃疡反复发生。治疗口腔溃疡的关键是清热泻火解毒。按摩手法宜轻柔，整个操作持续 20 分钟。

清心经

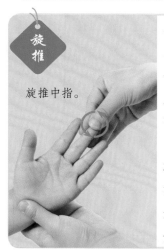

旋推中指。

心经位于中指螺纹面。左手固定孩子手腕，右手食指、中指、无名指并拢呈凹槽状固定住中指，右手拇指逆时针旋推 3 分钟。

清胃经

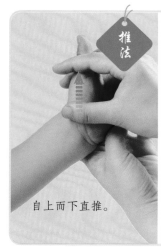

自上而下直推。

胃经位于第 1 掌骨桡侧缘。食指、中指夹住孩子拇指，中指叉于孩子虎口固定，拇指快速从上至下推 3 分钟。

分推地仓

地仓位于口角旁 0.4 寸，上正对瞳孔。两手拇指分别置于两侧地仓,同时揉之，每揉 3 次向外推按 1 次，共 2 分钟。

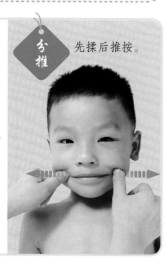

先揉后推按。

退六腑

一只手握住孩子手腕，另一只手食指、中指指腹从肘横纹推至腕横纹（前臂尺侧），操作 3 分钟。

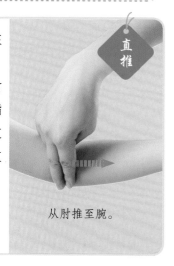

从肘推至腕。

清天河水

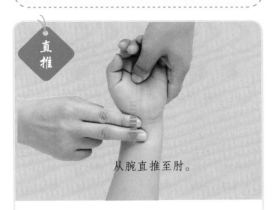

直推

从腕直推至肘。

一只手拇指按于内劳宫，另一只手食指与中指并拢从腕横纹中点推至肘横纹中点。以红赤为度。

揉廉泉

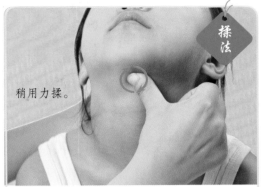

揉法

稍用力揉。

廉泉位于前正中线上，喉部上方，舌骨上缘凹陷处。用中指或拇指指端揉廉泉2分钟。

清脾经

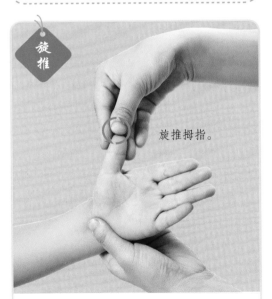

旋推

旋推拇指。

脾经位于拇指螺纹面。左手固定孩子手腕，右手食指、中指、无名指并拢呈凹槽状固定住拇指，右手拇指逆时针旋推3分钟。

双清肠

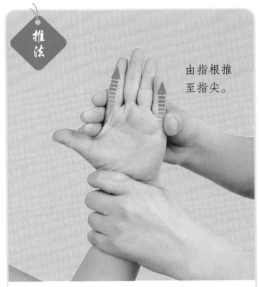

推法

由指根推至指尖。

一只手固定孩子手腕，另一只手拇指与食指相对，同时从孩子食指桡侧缘和小指尺侧缘，由指根向指尖方向推进，操作3分钟。该法力度轻，频率快。

这样吃，祛火解表治溃疡

口腔溃疡患儿的饮食要清淡，可适当增加蛋白质饮食，多饮水，多吃新鲜水果和蔬菜，防止偏食，少吃粗糙坚硬的食物，以免口腔黏膜破损，减少口腔溃疡发生的概率。口腔溃疡的发生与体内缺锌有关，可适当食用含锌丰富的动物肝脏、瘦肉、鱼类、核桃等。

不宜吃含酸多的水果

口腔溃疡患儿不宜吃柑橘类的水果，此类水果含酸较多，易刺痛溃疡伤口；柑橘类食物食用过多还易上火，不利于口腔溃疡的康复。

营养功效

- 西瓜辛凉解表，清热消暑，适用于有发热症状的口腔溃疡孩子。
- 苹果生津止渴，清热润肺，特别适用于心火上炎型口腔溃疡孩子。

饮食要易消化

宝宝患口腔溃疡时，应该吃有营养而且容易消化的流质或半流质食物，如牛奶、米粥、果汁。

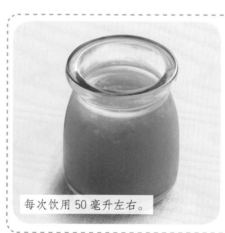

西瓜汁

西瓜 1/4 个。将西瓜瓤挖出，榨取汁液。每天饮用 3 次即可。

每次饮用 50 毫升左右。

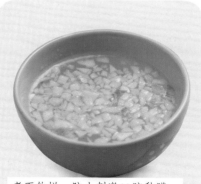

苹果汤

苹果 1 个，白糖适量。将苹果去皮、去核，洗净、切碎，加水适量，煮成果水，加白糖煮沸即可。

煮至软烂，防止刺激口腔黏膜。

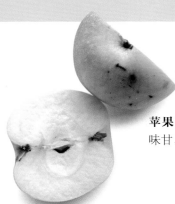

苹果的性味归经：性平，味甘、酸；归脾经、胃经。

小贴士
苹果可以补充多种维生素，能清新口气。所含的膳食纤维还有助于肠胃蠕动，可以助消化，治便秘。

糖煮荸荠功效
● 此羹有清热泻脾的作用，适用于脾胃积热、心火上炎引起的口腔溃疡。

银耳莲子羹功效
● 此汤滋阴润肺，养胃生津，对虚热型体质的宝宝尤为适宜，经常食用还具有滋补作用。

口腔溃疡饮食禁忌
忌食腌制和腊制食品。
忌食烟熏油炸食品：如烟熏鱼和炸鸡腿、炸排骨等。
忌食煎炸烘烤食品。
忌食过冷、过热、过辣的食物。

糖煮荸荠
荸荠 250 克，冰糖适量。荸荠洗净削皮，放在碗中捣碎，入锅加冰糖和适量水煮熟，饮汁食荸荠即可。

荸荠可以消炎抗菌。

银耳莲子羹
银耳 20 克，莲子（去心）8 粒，冰糖、枸杞子各适量。银耳泡发洗净，莲子、枸杞子分别洗净，同入锅中，加水大火煮开，转小火煮至熟烂，加冰糖，早晚食用。

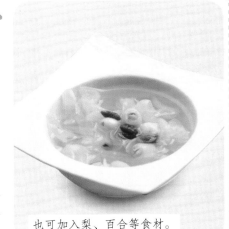

也可加入梨、百合等食材。

在版编目（CIP）数据

食疗＋按摩：养好宝宝脾肺肾 / 周义山主编 . －－ 南京：江苏凤凰科学技术出版社，2021.1
（汉竹·健康爱家系列）
ISBN 978-7-5713-1382-1

Ⅰ.①食… Ⅱ.①周… Ⅲ.①小儿疾病—常见病—食物疗法②小儿疾病—常见病—按摩疗法 (中医) Ⅳ.① R272.05 ② R244.1

中国版本图书馆 CIP 数据核字 (2020) 第 152519 号

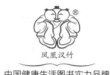

凤凰汉竹

中国健康生活图书实力品牌

食疗＋按摩：养好宝宝脾肺肾

主　　　编	周义山	
编　　著	汉　竹	
责任编辑	刘玉锋　黄翠香	
特邀编辑	张　瑜　蒋静丽　姬凤霞　张　冉	
责任校对	杜秋宁	
责任监制	刘文洋	

出版发行	江苏凤凰科学技术出版社
出版社地址	南京市湖南路 1 号 A 楼，邮编：210009
出版社网址	http://www.pspress.cn
印　　刷	南京互腾纸制品有限公司

开　　本	720 mm × 1 000 mm　1/16
印　　张	14
字　　数	280 000
版　　次	2021 年 1 月第 1 版
印　　次	2021 年 1 月第 1 次印刷

标准书号	ISBN 978-7-5713-1382-1
定　　价	39.80 元（附赠：宝宝养护视频）

图书如有印装质量问题，可向我社出版科调换。